Nilesh Bhandare
Sandip Mane

Abordagem algorítmica genética paralela para a resolução de PRN

Nilesh Bhandare
Sandip Mane

Abordagem algorítmica genética paralela para a resolução de PRN

ScienciaScripts

Imprint

Cover image: www.ingimage.com

This book is a translation from the original published under ISBN 978-3-659-90036-5.

Publisher:
Sciencia Scripts
is a trademark of
Dodo Books Indian Ocean Ltd. and OmniScriptum S.R.L publishing group

120 High Road, East Finchley, London, N2 9ED, United Kingdom
Str. Armeneasca 28/1, office 1, Chisinau MD-2012, Republic of Moldova, Europe
Managing Directors: Ieva Konstantinova, Victoria Ursu
info@omniscriptum.com

Printed at: see last page
ISBN: 978-620-3-23781-8

RESUMO

O problema da escala de enfermeiros é um problema complexo que surge nas actividades diárias e no sistema de cuidados de saúde dos hospitais modernos. O problema da distribuição dos enfermeiros é uma subclasse dos problemas de planeamento do pessoal e a maioria das suas instâncias são NP-difíceis. Apesar de a resolução do problema de escalonamento de enfermeiros ser uma área de interesse para a investigação desde há muitos anos, o escalonamento de enfermeiros continua a ser feito manualmente. As meta-heurísticas GA provaram ser muito eficientes na obtenção de soluções quase óptimas para uma variedade de problemas combinatórios difíceis, incluindo o PRN.

Os algoritmos heurísticos têm demonstrado excelentes capacidades de pesquisa, mas perdem frequentemente a sua eficácia quando aplicados a problemas grandes e complexos. Muitos métodos de otimização sofrem da maldição da dimensionalidade, que mostra que o seu desempenho se deteriora rapidamente à medida que a dimensionalidade do espaço de pesquisa aumenta. Necessidade de proporcionar algum grau de paralelismo na abordagem tradicional. Atualmente, as GPGPUs são capazes de fornecer os recursos computacionais necessários para lidar com estes problemas de elevada dimensão, mantendo um tempo de execução limitado e uma elevada portabilidade.

Palavras-chave: GPGPU, Algoritmo Genético, Problema de Seleção de Enfermeiros.

Conteúdo

NOMENCLATURA

s	Index of soft constraint
n	Number of soft constraints
i	Index of nurse
k	Number of nurses
c_s	Penalty weight for violation of soft constraints *s*
$g_s(x)$	Total number of violations for the soft constraint s in solution roster

ABREVIATURAS

CUDA	Compute Unified Device Architecture
GA	Genetic Algorithm
GPU	Graphics Processing Unit
GPGPU	General Purpose Computing On Graphics Processing Unit
HC	Hard Constraints
NRP	Nurse Rostering Problem
PGA	Parallel Genetic Algorithm
SA	Simulating Annealing
SC	Soft Constraints
SIMD	Single Instruction Multiple Data
SM	Stremming Multiprocessor
TS	Tabu Search

Capítulo 1
INTRODUÇÃO

1.1 Escalonamento de enfermeiros

A escala de serviço dos enfermeiros é uma tarefa que consiste em criar um horário para os enfermeiros de um determinado hospital. Todos os hospitais enfrentam o problema da escala de serviço de enfermeiros todos os dias. A sua solução é uma lista de enfermeiros, que é um plano de trabalho semanal ou mensal para todos os enfermeiros disponíveis, obtido através da correspondência entre enfermeiros e categorias de turnos. O PRN pertence à classe dos problemas de programação de pessoal e tem como objetivo fornecer um horário ótimo com base nas horas de trabalho dos enfermeiros, nas suas preferências pessoais e nos regulamentos do hospital. A maioria das suas variantes são NP-difíceis e representam um campo interessante de investigação e desenvolvimento. Osogami e Imai (2000) provam que o problema da escala de serviço dos enfermeiros é NP-difícil. De facto, provam que o problema da marcação de horários, que é NP-completo, pode ser transformado numa versão de decisão do problema da escala de serviço dos enfermeiros com apenas um subconjunto das restrições do mundo real que lhe são aplicáveis. O PRN pertence ao grupo dos problemas de otimização discreta porque assume valores discretos para a função objetivo.

Atualmente, este processo é geralmente realizado manualmente por pessoal médico altamente qualificado. Exige tempo e envolvimento do pessoal, uma vez que se trata de uma tarefa bastante complexa. A principal razão para isso é o facto de os hospitais estarem operacionais 24 horas por dia, 7 dias por semana. Os PNR representam um desafio para as comunidades de Investigação Operacional e de Inteligência Artificial. Frequentemente, a Programação por Restrições é utilizada para modelar as restrições impostas pela política de trabalho do hospital, bem como os regulamentos legais.

Existem muitas vantagens em desenvolver um algoritmo eficiente para o processo de criação de listas de enfermeiros. Uma delas é a obtenção de um horário ótimo num período mais curto de

Hard Constraints	Soft Constraints
Nurses workload	Nurses preferences or requirements.
Nurse Skill	Bank holidays and Day-off
one shift one day	alternative skill
	Avoid too few consecutive working days with the same shift category.

Tabela 1.1: Restrições rígidas e flexíveis

tempo. Outra é o facto de a escala ser feita pelo computador, pelo que o pessoal envolvido na sua criação está agora disponível para realizar tarefas médicas, o que melhora a qualidade geral dos cuidados de saúde. No entanto, uma desvantagem desta lista de enfermeiros é o facto de ser estática e não poder lidar com o ambiente dinâmico do hospital, onde os enfermeiros podem tirar dias de folga num curto espaço de tempo, ou pode haver uma necessidade súbita e inesperada de um maior número de enfermeiros disponíveis.

1.1.1 Restrições:

- **Restrições rígidas:** As restrições rígidas representam os requisitos que devem ser cumpridos para que a lista possa ser utilizada. As restrições rígidas descrevem geralmente uma combinação de requisitos legais e hospitalares impostos à lista [2].

- **Restrições suaves:** As restrições não vinculativas são concebidas para aumentar a qualidade efectiva da lista. Porque é necessário não só uma lista utilizável, mas também uma força de trabalho satisfeita para satisfazer as exigências de cuidados de elevada qualidade. Os condicionalismos não vinculativos podem ser muito diversos. Os condicionalismos não vinculativos mais comuns são os pedidos de dias livres, as preferências de tipo de turno ou os pedidos de blocos de tempo livre mais longos entre turnos [2].

O objetivo é sempre programar os recursos de modo a satisfazer as restrições rígidas, ao mesmo tempo que se procura obter um resultado de alta qualidade no que diz respeito às restrições não rígidas [2]. Algumas das restrições rígidas e flexíveis estão listadas na tabela 1.1.

1.1.2 Tipos de problemas

Em função dos condicionalismos, um PRN pode ser geralmente classificado como um problema de otimização ou um problema de decisão.

Problema de otimização: O problema foi formulado para minimizar ou maximizar uma função objetivo. A programação matemática é uma abordagem exacta à programação de otimização combinatória. Foram utilizados métodos tradicionais de programação linear, programação inteira e GP para resolver o PRN [2].

Problema de decisão: Em situações em que há um grande número de restrições a serem tratadas, pode ser mais apropriado modelar o PRN como um problema de satisfação de restrições (CSP). As soluções viáveis para o CSP são as atribuições de valores às variáveis que satisfazem todas as restrições. Os problemas de decisão são geralmente resolvidos por heurística ou IA.

1.1.3 Tipos de programação

Basicamente, são utilizados dois tipos de programação para a PNR, sendo o primeiro cíclico e o segundo não cíclico. Na programação cíclica, cada enfermeiro trabalha segundo um padrão que se repete em períodos de programação consecutivos, ao passo que, na programação não cíclica, é gerada uma nova programação para cada período de programação. A programação cíclica foi utilizada pela primeira vez no início da década de 1970 devido aos seus baixos requisitos computacionais e à possibilidade de solução manual. Os algoritmos para o PRN utilizam geralmente a programação cíclica [16].

1.2 Motivação do presente trabalho

Os serviços de saúde constituem um desafio para os sistemas automáticos de escalas de serviço. Enquanto noutras áreas podemos aceitar listas de qualidade inferior, as exigências em termos de qualidade das listas de enfermeiros são inflexíveis. Os hospitais não podem dar-se ao luxo de ter enfermeiros stressados, cansados ou com excesso de trabalho e, como é óbvio, quanto mais satisfeitos estiverem os enfermeiros, melhores serão os cuidados de saúde. Os AG são algoritmos eficientes de pesquisa ou otimização baseados nos princípios da seleção natural para resolver problemas de combonotrail. Vários autores obtiveram melhores resultados com o algoritmo de algoritmo genético para resolver o problema de escalonamento de enfermeiros. Quando o tamanho da população aumenta, a dimentalidade aumenta. Quando aumentamos o tamanho da população, o espaço de pesquisa é explorado e explorado em maior medida, mas, ao mesmo tempo, um tamanho muito grande da população abranda o processo de GA. O Algoritmo Genético Paralelo (AGP) baseado em GPGPU tentará resolver o problema da convergência ou convergência prematura, o problema da diversidade, o tamanho da população e a maldição dos problemas de dimensionalidade. Tanto quanto sabemos, ninguém pode

resolver um PRN com grandes restrições utilizando um AG em GPGPU.

1.3 Objectivos

- Proporcionar a melhor distribuição de enfermeiros.

- Implementar o Algoritmo Genético Sequencial para o Problema de escalonamento de enfermeiros.

- Comparar os resultados da técnica proposta com outras técnicas, tendo em conta os parâmetros de desempenho.

- Implementar o Algoritmo Genético Paralelo (PGA) para o Problema de escalação de enfermeiros em GPGPU.

- Reduzir o tempo de computação em comparação com o algoritmo sequencial.

1.4 Estrutura da dissertação

A tese está estruturada da seguinte forma. No capítulo 2, apresentamos o Nurse Rostering Problem na literatura e como vários autores resolvem o NRP usando AG. A revisão da literatura sobre PGA, estratégias de paralelização, aplicações usando PGA são discutidas no capítulo 3. No Capítulo 4, discutimos os detalhes da implementação, como é que o AG sequencial se aplica exatamente ao PRN, o AG proposto e como mapear o AGP na GPGPU. No capítulo 5, efectuámos a análise dos resultados. Por fim, no capítulo 6, são apresentadas as conclusões do relatório, indicando o trabalho futuro de implementação.

1.5 Encerramento

Até agora, temos uma ideia geral sobre o Problema de Escalonamento de Enfermeiros, as restrições do PRN, a variância do PRN, vários métodos para o PRN. E, por último, são mencionados alguns objectivos definidos para a dissertação.

Capítulo 2

O problema da escala de serviço dos enfermeiros na literatura

2.1 Formulação do problema

De um modo geral, o problema da escala de serviço dos enfermeiros é abordado através da atribuição de um conjunto de turnos diferentes a um conjunto de enfermeiros, cada um com competências e contratos de trabalho diferentes, e a um conjunto de períodos de tempo. O PRN está sujeito à satisfação de um conjunto de restrições que são classificadas em restrições rígidas e flexíveis. As restrições rígidas (H1, H2, H3, como indicado na secção 4.1) são as que devem ser satisfeitas, enquanto as violações das restrições brandas (S1, . . . S_n, como indicado na secção 4.1) são permitidas mas devem ser evitadas, se possível. Estas restrições são definidas com base em quatro factores principais, que devem ser considerados durante a construção de uma lista de enfermeiros políticas de gestão hospitalar, regulamentação governamental, distribuição equitativa dos turnos entre os enfermeiros e preferências dos enfermeiros . Uma lista de enfermeiros é considerada viável se satisfizer todas as restrições rígidas e se a sua qualidade for determinada pela redução da violação das restrições não rígidas. No entanto, é quase impossível encontrar uma escala de serviço que satisfaça todos os condicionalismos não vinculativos. O objetivo básico é encontrar uma lista que satisfaça todas as restrições rígidas e que minimize as violações das restrições não rígidas.

A atribuição dos turnos a cada enfermeiro do hospital baseia-se na especificação do posto de trabalho, tal como formulada pelas restrições transversais (S1, . . . , S6, S9, S_n) apresentadas no quadro 4.1. Esta especificação de funções é escrita como um contrato (ou seja, a tempo inteiro, a meio tempo) entre um enfermeiro e a administração do hospital. A lista de enfermeiros é avaliada através de uma função objetiva que adiciona a penalização das violações das restrições suaves numa lista viável.

$$min f(x) = \sum_{i=1}^{i=k} \sum_{s=1}^{s=n} c_s . g_s(x) \qquad (2.1)$$

s = índice de restrição suave

n= número de restrições suaves

i= índice de enfermeiros

k= número de enfermeiros

c_s= *Ponderação da penalização por violação das restrições suaves*

$g_s(x)$ = *número total de violações da restrição suave s na lista de soluções x* As notações e as formulações deste problema apresentadas em [8]

2.2 Visão geral do método de resolução NRP:

- **Programação matemática:** Os primeiros métodos apresentados foram baseados na programação matemática, a partir do início dos anos 70. Estes métodos fornecem frequentemente uma garantia de atingir o ótimo absoluto, mas não parecem ter um bom desempenho em situações reais, uma vez que os espaços de pesquisa dos PRN reais são muito grandes [10].

- **Programação por objectivos:** É utilizada como uma melhoria das abordagens matemáticas, uma vez que estas muitas vezes só conseguem otimizar um único objetivo [6].

- **Programação com restrições:** A programação por restrições é uma ferramenta poderosa para encontrar soluções viáveis para os problemas de escalonamento. Esta técnica é particularmente útil quando o problema é altamente limitado e/ou quando qualquer solução viável é suficiente, mesmo que não seja óptima. No entanto, é menos provável que esta técnica produza boas soluções para problemas em que o principal desafio é encontrar uma solução óptima ou quase óptima de entre um vasto número de soluções viáveis [10].

- **Métodos heurísticos:** No caso dos problemas combinatórios, a otimização exacta requer geralmente grandes tempos de cálculo para produzir soluções óptimas. Em contrapartida, as abordagens heurísticas podem produzir resultados satisfatórios em tempos razoavelmente curtos. Nos últimos anos, os algoritmos baseados em populações, incluindo TS, GA e SA, provaram ser muito eficientes na obtenção de soluções quase óptimas para uma variedade de problemas combinatórios difíceis, incluindo o PRN [10].

2.3 Revisão da literatura sobre o PNR

Em [1], o Dr. G. Panda do NIT ROURKELA faz uma breve descrição do algoritmo genético e das suas variantes. Nesse documento, ele discute o algoritmo genético de código real, o algoritmo genético de código binário, o algoritmo genético de dente de serra, etc., com as suas vantagens e desvantagens. O algoritmo genético codificado real é melhor para problemas de otimização discreta como o PRN e o algoritmo genético codificado binário é adequado para o problema de otimização contínua.

B. Cheang, H. Li b, A. Lim B. Rodrigues [2] fizeram uma revisão do PRN, definiram o PRN com vários tipos de problemas e também definiram abordagens de solução para o PRN como programação matemática, inteligência artificial, heurísticas com vantagens e limitações.

Uwe Aickelina, Kathryn A. Dowslandb [3] propuseram um algoritmo genético indireto para a resolução do problema da escala de serviço dos enfermeiros, na medida em que ultrapassam as limitações do paradigma clássico dos AG no tratamento do conflito entre objectivos e restrições. Neste caso, utilizaram uma estratégia diferente para uma abordagem de AG, em que os indivíduos da população não representam codificações diretas de soluções. Em vez disso, as soluções são obtidas através de heurísticas de descodificação separadas que constroem soluções a partir de permutações da lista de enfermeiras disponíveis, utilizando as restrições como guias. Estas permutações são manipuladas pelo AG. A vantagem desta estratégia é que o AG pode continuar a ser canónico, ou seja, resolve um problema sem restrições e não necessita de um hill-climber ou de outros conhecimentos específicos do problema. A abordagem aqui adoptada consiste em utilizar uma codificação indireta baseada em permutações das enfermeiras e um descodificador heurístico que constrói horários a partir dessas permutações.

Em [4], o autor propôs um operador de mutação eficaz para o AG cooperativo, que não prejudica a validade do programa. O AG cooperativo com o crossover e os novos operadores de mutação pode dar um programa melhor do que apenas com o operador de crossover. O autor inclui novas restrições, como a afinidade entre enfermeiros e a proibição de atribuir duas ou mais caras novas ao serviço noturno.

Em [5], a geração de reparações com base em casos (CBRG) é uma técnica desenvolvida pelos autores para resolver problemas de escalonamento de enfermeiros que utiliza o raciocínio baseado em casos (CBR). Os problemas anteriores e as suas soluções correspondentes são armazenados como casos numa base de dados designada por base de casos. Os novos problemas são comparados com os casos da base de casos e o mais semelhante é recuperado. A solução para o problema do caso recuperado é então adaptada ao contexto do novo problema. Se a nova solução puder ser útil para a resolução de problemas futuros, é armazenada na base de casos, aumentando assim o conhecimento total detido. O método CBRG considera cada violação de restrição numa lista como um problema separado. A base de casos contém um historial de violações de restrições anteriores e as operações que foram utilizadas para as reparar. Os casos são recuperados da base de casos utilizando um processo de recuperação em duas fases. A primeira fase recupera os casos que contêm violações do mesmo tipo que o problema atual. A segunda fase calcula a semelhança destes casos com o problema atual utilizando o método do vizinho mais próximo ponderado. As infracções são representadas por um conjunto de caraterísticas e podem ser interpretadas como pontos num espaço de caraterísticas. São atribuídos pesos às caraterísticas que representam a sua importância relativa. O caso mais semelhante é então definido como aquele que tem a menor distância ponderada do vetor de caraterísticas que representa o problema atual.

Em [6], o autor utilizou um algoritmo genético real codificado para resolver o problema da escala de serviço da tripulação de uma companhia aérea. Consideram dois problemas diferentes: primeiro, encontrar o turno, ou seja, a distribuição e, em seguida, afetar o pessoal ao turno. A função de aptidão associada a uma solução é a agregação linear de três termos: o termo de penalização, o custo total (expresso em tempo) e a função de desvio. O autor comparou o resultado com instâncias padrão, mas algumas instâncias não obtiveram bons resultados devido ao grande número de emparelhamentos possíveis. Verificaram o resultado com dois operadores de cruzamento diferentes, um probabilístico e outro simplificado crossover.

Em [12-14], os autores utilizaram instâncias padrão do BCV para resolver o PRN e comparam os resultados com soluções bem conhecidas utilizando diferentes parâmetros.

2.4 Encerramento

Até ao momento, conhecemos brevemente a forma como os AG se aplicam à resolução do PRN. Na literatura analisamos como os AG podem ser eficientes para resolver o PRN, a variância dos AG, a variância dos AG que são compatíveis para resolver o PRN, identificamos o conjunto de dados para a nossa implementação.

Capítulo 3
AG paralelo e sua paralelização
Estratégias

3.1 Algoritmos Genéticos Paralelos (PGA)

Embora os AG sejam muito eficazes na resolução de muitos problemas práticos, o seu tempo de execução pode tornar-se um fator limitativo para alguns problemas de grande dimensão, porque têm de ser avaliadas muitas soluções candidatas. Felizmente, as avaliações de aptidão que consomem mais tempo podem ser efectuadas independentemente para cada indivíduo da população, utilizando vários tipos de paralelização, como o modelo mestre-escravo, o modelo de grão fino, o modelo de ilha, etc. O desempenho do PGA em relação a outras técnicas heurísticas é calculado com base em parâmetros como o número de iterações, a dimensão da população, o tempo de cálculo, a eficácia, a qualidade da lista, a eficiência, a exaustividade, a utilização da CPU, a utilização da memória e a taxa de convergência, etc.

No PGA, existe sempre um ciclo de seleção-cruzamento-mutação como nos AG, mas é necessário conhecer novos termos. A migração é uma troca de indivíduos entre os demes. É de dois tipos: síncrona/assíncrona. A migração tem um enorme impacto na velocidade de obtenção da solução. Trata-se de um novo processo que descreve o número de migrantes que serão trocados entre os demes, o momento certo para a migração e o tipo de esquema de migração que é útil. Na computação paralela, a topologia é uma caraterística importante, tal como na PGA. Existem muitos tipos de topologias entre nós/demes. Podem ser utilizadas topologias estáticas e dinâmicas. Vale a pena notar que a topologia traz uma nova dimensão aos AGs, porque temos vários demes em vez de um. Os demes trocam indivíduos entre si e já não são controlados "globalmente".

3.1.1 Vantagens da utilização de um Algoritmo Genético Paralelo (PGA)

- Pesquisa paralela a partir de vários pontos no espaço.
- Fácil paralelização como ilhas ou vizinhanças.
- Melhor pesquisa, mesmo que não seja utilizado hardware paralelo.
- Maior eficiência e eficácia do que os AG sequenciais.

- Fácil cooperação com outros procedimentos de pesquisa.

Além disso, há muitas provas da maior eficácia e eficiência dos PGAs em relação ao gás sequencial tradicional. Os PGAs são uma classe de algoritmos evolutivos aleatórios guiados (ver taxonomia dos métodos de pesquisa na Figura 3.1).

3.1.2 Paralelização e classificação

Os AG são algoritmos facilmente paralelizados. Há dois tipos de paralelismo possíveis: o paralelismo de dados e o paralelismo de controlo. O paralelismo de dados implica a execução simultânea do mesmo procedimento em vários subconjuntos de dados de grande dimensão. Em contrapartida, o paralelismo de controlo implica a execução simultânea de vários procedimentos diferentes. Num dado momento, cada um dos processadores executa um procedimento diferente no seu conjunto de dados correspondente. Naturalmente, o paralelismo de dados é essencialmente sequencial; apenas a manipulação de dados é paralelizada e o algoritmo executa um procedimento num determinado período. Esta é a principal vantagem do paralelismo de dados. A exploração do paralelismo de controlo deve ser cuidadosamente paralelizada. A eficácia do paralelismo de controlo depende de vários aspectos da arquitetura subjacente do sistema paralelo (topologia entre processadores). O paralelismo de dados é independente da arquitetura do sistema paralelo e mais simples do que o paralelismo de controlo [15].

Nos primeiros tempos, a maior parte do paralelismo genético era baseado em dados, devido à sua relativa simplicidade. Mais tarde, foram realizadas algumas experiências com paralelismo de controlo. Atualmente, são também publicadas abordagens de paralelismo híbrido para aproveitar as vantagens de ambas as correntes. As vantagens da execução dos AG em paralelo são muitas, tais como a poupança de tempo de execução, a aceleração da procura de soluções, a pesquisa de um maior espaço de problemas, o seguimento de vários caminhos de pesquisa diversificados, a utilização máxima da maquinaria de computação, o aumento da eficiência computacional, etc. Surgiram muitas classificações, estudos, taxonomias, sínteses e panoramas. Segundo essas classificações, os PGA podem ser divididos em modelos mestre-escravo, de granulação fina, de granulação grossa e híbridos (ver secção 3.2.4).

3.1.3 Aplicações

As aplicações dos PGAs são regularmente vastas e vão desde a matemática numérica e a teoria dos grafos (otimização de funções numéricas, bipartição de grafos, problemas de partição de grafos, problemas de escalonamento, problemas de encaminhamento de missões), passando pela informática (procura de pesos de redes neurais, otimização da carga de servidores ou de consultas a bases de dados), finanças e economia (problemas de equilíbrio financeiro, problemas de transporte, sistemas de modelização, previsões de séries cronológicas) até à tecnologia e engenharia (otimização de circuitos VLSI, otimização de rodas de automóveis, otimização em engenharia de materiais).

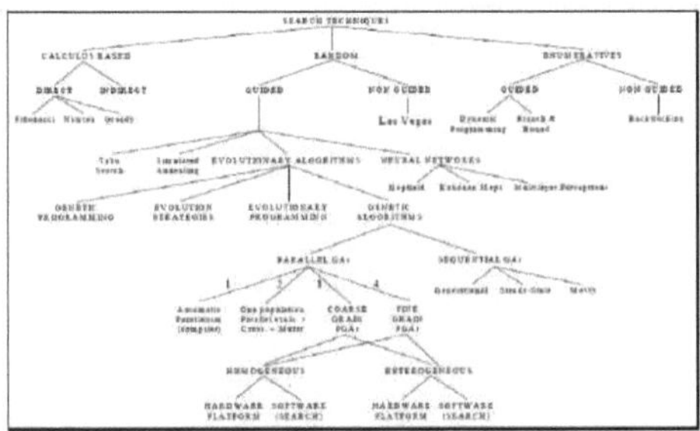

Figura 3.1: Taxonomia

3.2 Arquitetura GPGPU

Por volta de 1999, as GPU ganharam popularidade e foi desenvolvida uma arquitetura especializada para executar um pipeline de funções fixas. Com a instalação de um shader programável na GPU, o grau de liberdade de cálculo da GPU melhorou drasticamente e, por conseguinte, as GPUs passaram a ser utilizadas para aplicações de uso geral como GPGPU. Nas fases iniciais da GPGPU, era indispensável programar utilizando linguagens de montagem de baixo nível; assim, os esforços centraram-se mais na implementação do que na conceção de algoritmos de shader. Em seguida, foram lançadas linguagens de sombreamento gráfico, como C for graphics (Cg) da NVIDIA (2002), High Level Shading Language (HLSL) da Microsoft e OpenGL Shading Language (GLSL), e a programação GPGPU tornou-se mais fácil. Consequentemente, a GPGPU ficou reservada aos especialistas em programação gráfica. Por conseguinte, o desenvolvimento de linguagens de alto nível é essencial. Em particular, a Compute Unified Device Architecture (CUDA) foi lançada pela NVIDIA como um ambiente de desenvolvimento para a sua GPU. A CUDA também utiliza a linguagem C alargada e tem muitas funções GPGPU.

3.2.1 Ambiente CUDA

No ambiente CUDA, a CPU e a memória principal são chamadas de "host", e a GPU é chamada de "dispositivo". A GPU é considerada um co-processador que pode executar vários threads em paralelo. A Figura 3.2 mostra o modelo de hardware do dispositivo. Na Figura 3.2, o dispositivo tem vários multiprocessadores de fluxo contínuo (SMs), e cada SM tem vários processadores de fluxo contínuo (SPs). O dispositivo executa uma grande quantidade de threads em paralelo utilizando estes processadores para acelerar a computação.

O ambiente CUDA utiliza a arquitetura de instrução única e de múltiplos threads. As threads são agrupadas em blocos de threads. Além disso, as threads num bloco de threads são separadas numa warp após cada 32 threads, e uma única warp é executada num SM simultaneamente. Assim, o rendimento do cálculo da GPU diminui se o número de threads num bloco de threads não for um múltiplo de 32. As threads num bloco de threads podem partilhar dados através da memória partilhada em cada SM. As threads também podem referir-se a algumas áreas de memória , como registos, cache constante, cache de textura e memória global. A memória nos SMs, como a memória partilhada, pode ser referida quase sem latência. Em contrapartida,

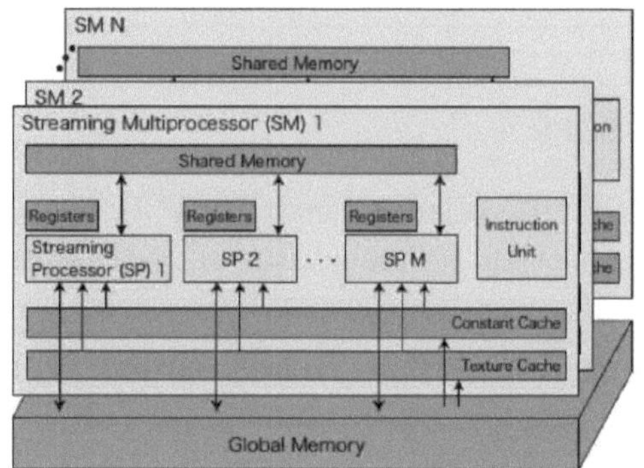

Figura 3.2: Modelo de hardware da GPGPU

a memória global na memória de acesso aleatório de vídeo causa uma latência de aproximadamente 400-600 ciclos de relógio quando uma thread lhe acede, mas esta memória pode ser referida por todas as threads. No entanto, a latência pode ser ocultada através da execução sequencial de várias threads. Os processos executados pelos dispositivos são descritos como funções do kernel, e os dispositivos executam o kernel em resposta a uma chamada do anfitrião. Uma função do kernel descreve o processo numa única thread, e o mesmo kernel é executado em muitos processadores. Assim, o dispositivo funciona como instrução única, dados múltiplos. Note-se que as funções de execução no anfitrião não podem ser chamadas no dispositivo.

3.2.2 Modelo de memória CUDA

Em CUDA, o host (CPU) e o dispositivo (GPU) têm espaços de memória diferentes. Para executar um programa na GPU, primeiro temos de alocar memória na CPU e na GPU. Em seguida, temos de efetuar uma transferência DMA (acesso direto à memória) para transferir os dados de entrada da CPU para a GPU e notificar a GPU para iniciar o cálculo. Após a conclusão do cálculo, os resultados têm de ser transferidos de volta da GPU para a CPU. A biblioteca CUDA fornece funções para efetuar estas transferências de memória. A Figura 3.3 mostra uma visão geral do modelo de memória das GPUs com CUDA. Existem 5 tipos diferentes de memórias de dispositivo.

- **Memória global:** Esta é uma região não armazenada em cache e de leitura e escrita da memória do dispositivo. Todos os multiprocessadores e processadores escalares podem aceder a esta memória. Sua latência é a mais alta entre todos os tipos de memória e, portanto, a utilização eficiente dessa memória desempenha um papel fundamental no desempenho da aplicação. Uma vez que não é armazenada em cache, é importante seguir o padrão de acesso para obter a máxima largura de banda da memória. O melhor desempenho é obtido quando o acesso à memória global é agrupado e o tamanho pode ser de 32 bytes, 64 bytes ou 128 bytes.
- **Memória constante:** Trata-se de uma memória em cache, somente para leitura, que apenas o host pode escrever. A sua latência é muito menor do que a latência da memória global. Quando todas as threads de um half-warp estão a ler a mesma localização de memória, a sua latência pode ser comparada com a dos registos. O custo da latência aumenta linearmente com o número de endereços diferentes preparados pelas threads.
- **Memória de textura:** Esta também é uma memória em cache, somente leitura, que só pode ser gravada no host. Esta memória é optimizada para a localidade espacial 2D e, por isso, é utilizada principalmente em programas de renderização de gráficos.
- **Memória partilhada:** Cada multiprocessador tem uma memória partilhada separada. Uma vez que está no chip, é muito mais rápida do que os espaços de memória local, constante e global. Quando todas as threads de uma warp estão a aceder à memória partilhada, a sua latência é comparável à dos registos. A memória partilhada está dividida em n bancos múltiplos. Assim, o acesso a posições de memória em n bancos diferentes produz efetivamente n vezes a largura de banda. No entanto, se duas posições de memória estiverem no mesmo banco, então os acessos são serializados. O tamanho da memória partilhada é de 16KB e está dividida em 16 bancos.
- **Registos:** São específicos das unidades de processamento escalar individuais e são limitados em número (um conjunto de 32 registos por unidade de processamento). Não são armazenados em cache e, por conseguinte, os acessos à memória local são tão dispendiosos como os acessos à memória global.

3.2.3 Vantagens da CUDA[33]

- Partindo do princípio de que os engenheiros sabem C, a CUDA, que é uma extensão da linguagem C normalizada, reduz a curva de aprendizagem.

- Um 16KB de memória por multiprocessador partilhado entre threads do mesmo bloco pode ser utilizado como cache, uma vez que a sua latência é muito reduzida. Isto ajuda a acelerar as aplicações

  que exigem pesquisas frequentes.

- A CUDA oculta a complexidade das APIs gráficas e simplifica em grande medida o modelo de programação.

- Endereçamento linear de memória, recolha e dispersão, escrita em endereços arbitrários.

3.2.4 Modelo de Algoritmo Genético Paralelo em GPU

Modelo Mestre-Salva: Quando analisamos o algoritmo genético, verificamos que a estrutura externa do algoritmo genético é serial. Existem muitas partes paralelas no interior do algoritmo genético. Por exemplo, podemos implementar a função de aptidão em paralelo na rede de processadores e implementar o operador de seleção , o operador de crossover e o operador de mutação em série no processador principal. As implementações Master/Slave são mais eficientes à medida que as avaliações se tornam mais dispendiosas e contribuem para uma parte maior do tempo total de execução do algoritmo. Este método é eficaz quando a função de aptidão é complexa. Caso contrário, o tempo de comunicação será maior do que antes [19].

Modelo de granulação grosseira: Neste modelo PGA, existem alguns subgrupos. Cada subgrupo é executado num processador individual. Eles evoluem de forma independente. Cada processador apenas implementa a função de aptidão, o operador de seleção, o operador de cruzamento e o operador de mutação. Estes subgrupos transferem os seus indivíduos excelentes para outros subgrupos de vez em quando. Este modelo é chamado de modelo de ilha e este tipo de algoritmo genético é chamado de algoritmo genético distribuído. O algoritmo genético distribuído utiliza um pouco de tempo para comunicar entre subgrupos [19].

Modelo de granularidade fina: Neste modelo, cada indivíduo possui um processador. Cada processador apenas opera um indivíduo ao mesmo tempo. Assim, podemos calcular o valor de aptidão do indivíduo rapidamente. Os operadores de seleção, cruzamento e mutação são indivíduos que estão adjacentes. Este modelo tem um grande paralelismo. É adequado para sistemas SIMD [19].

Models	Advantages	Limitation
Master Slave Model	1.Easy implementation 2.Contribute a bigger portion in algorithm's total runtime 3. Effective when fitness function is complex	1. More expensive 2. Not effective when fitness function so simple
Fine grain Model	1. Great parallelism	1.Necessity of special hardware
Coarse grain Model	1. May increase the chance of closing to actual solution 2. Find Stuck	-
Hybrid Model	1. With respect to application	1.Need additional parameter 2. Need Hierarchical parallel architecture 3.High Complexity

Tabela 3.1: Vantagens e desvantagens dos modelos PGA na GPGPU

3.3 Revisão da literatura sobre Algoritmo Genético Paralelo

A. J. Umbarkar et. al. [18] faz uma revisão sobre a forma como vários autores, investigadores e cientistas aplicaram GA/PGA em GPGPU (unidades de processamento gráfico de uso geral) com paralelismo.

Mohamed Wahib [19] expõe os pontos fortes e fracos dos paradigmas de GPU na perspetiva de um projetista e implementador de AGs, e também apresenta desafios e escolhas de design para AGs paralelos. Discutiu os problemas de otimização que surgem na GPU e os problemas que surgem com vários modelos de PGAs.

Em [20] foram implementados algoritmos genéticos em CUDA para resolver o problema de agendamento de tarefas independentes. O autor usou o gerador cuRAND para gerar números pseudo-aleatórios na GPU. As implementações consistem num conjunto de kernels CUDA-C para geração da população inicial, geração de lotes de números pseudo-aleatórios para tomada de decisão, fusão das populações antigas e novas, implementação das operações específicas para cada meta-heurística e para avaliação das soluções candidatas.

Em [21] a implementação proposta executa todas as operações genéticas numa geração do modelo MGG numa única função kernel. Primeiro, por uma chamada de função kernel do hospedeiro, um SM recebe dois indivíduos (pais) da população na memória global. Depois, todos os processos como o gerador de números aleatórios, cruzamento, mutação, ordenação e seleção são executados no SM. Finalmente, os dois indivíduos selecionados são enviados de volta para a memória global, e a rotina é imediatamente repetida até que o critério de terminação seja satisfeito. O autor usou um gerador de números aleatórios (RNG) porque as bibliotecas CUDA não incluem funções de gerador de números aleatórios. O Bitonic sort foi utilizado para ordenar a população porque outro tipo de ordenação não é fácil de paralelizar em CUDA. Para efeitos de avaliação, o autor verificou a computação em GPU e CPU com as quatro funções de otimização.

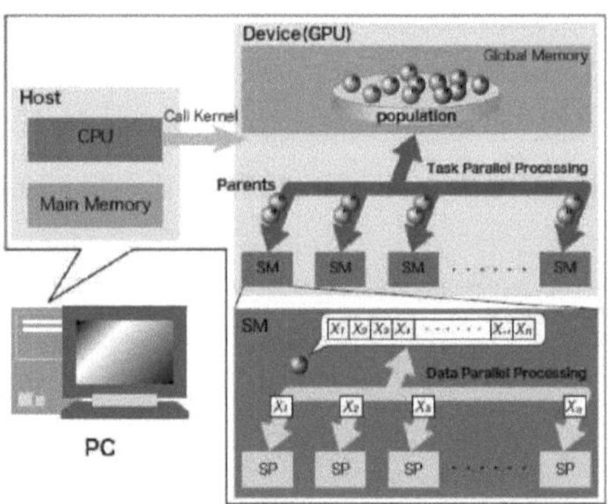

Figura 3.3: GA em ambiente CUDA

Mihai Calin et. al. [22] Propôs um algoritmo genético em CUDA para resolver problemas NP completos. É desejável executar todo o algoritmo em GPU para minimizar a comunicação entre GPU e CPU, esta comunicação é muito lenta e causará um atraso extra no GA. Infelizmente, o modelo da ilha requer migração após alguma iteração para obter melhores resultados. O autor executou parte do programa em CPU porque implementou o modelo de ilha em GPGPU com 128 ilhas, obtendo um melhor resultado em 15 ms onde o algoritmo sequencial exigia 1008 ms.

Em [23], os algoritmos genéticos e evolutivos foram utilizados com êxito para encontrar agrupamentos em conjuntos de dados. No entanto, também a agregação evolutiva sofre de elevadas exigências computacionais no que respeita à avaliação da função de aptidão. A computação GPU é um paradigma recente de programação e desenvolvimento que introduz a computação paralela de elevado desempenho ao público em geral. Os kernels foram cudaPlacePins, cudaFormClusters, cudaDunnIndex e kernels auxiliares para configuração e limpeza de memória. O núcleo *cudaPlacePins* mapeia todos os pinos codificados no cromossoma para o objeto mais próximo no conjunto de dados. *O cudaFormClusters* implementa a formação dos clusters baseados na densidade e é o kernel mais complexo e demorado do programa. *O cudaDunnIndex* encontra a distância mínima entre quaisquer dois clusters e a distância máxima entre quaisquer dois pontos no mesmo cluster ao mesmo tempo, através de uma única varredura da matriz de distância computacional.

Em [24], o autor implementa um modelo de granulação fina na plataforma CUDA. O desempenho do algoritmo genético depende muito do número aleatório, aqui utilizou-se o método do gerador de números aleatórios ParkMiller para a geração. Neste trabalho, selecionam-se os melhores indivíduos utilizando a ordenação bitónica, uma vez que as outras ordenações não são facilmente analisadas em CUDA. Finalmente, mostra-se que o modelo de grão fino requer um tempo de execução mais curto do que o de grão grosso.

O autor [25] discutiu como funcionam os diferentes operadores do AG, como inicializar a população, a geração de números aleatórios, o cruzamento, a mutação e os operadores de seleção paralelizados. Os resultados são comparados com o algoritmo sequencial em termos de precisão e tempo de relógio para problemas variados, estudando o efeito de vários parâmetros, nomeadamente: (i) tamanho da população, (ii) número de threads, (iii) tamanho dos problemas e (iv) problemas de diferentes complexidades.

Noriyuki Fujimoto [26] apresenta a paralelização do operador OX (order crossover) e mostra experimentalmente que o nosso OX paralelizado é eficaz numa GPU baseada na arquitetura CUDA. As experiências com uma GPU NVIDIA GeForce GTX580 mostram que o programa GPU para o problema do caixeiro viajante (TSP) é cerca de 101,3 vezes mais rápido do que o programa CPU correspondente num único núcleo de 2,67 GHz Intel Xeon X5550.

Este artigo [27] trata do mapeamento do algoritmo genético paralelo baseado em ilhas com migrações unidireccionais em anel para o modelo de software CUDA da nVidia. O mapeamento proposto é testado usando as funções de referência de Rosenbrock, Griewank e Michalewicz. Os resultados obtidos indicam que a nossa abordagem conduz a aumentos de velocidade até sete mil vezes superiores em comparação com uma thread de CPU, mantendo uma qualidade de resultados razoável. Isto mostra claramente que as GPUs têm um potencial de aceleração dos AGs e permitem resolver tarefas muito complexas.

Em [28], o autor deste artigo falou sobre a forma exacta como o GA é mapeado para o *software* CUDA e a aceleração do algoritmo genético de grão fino.

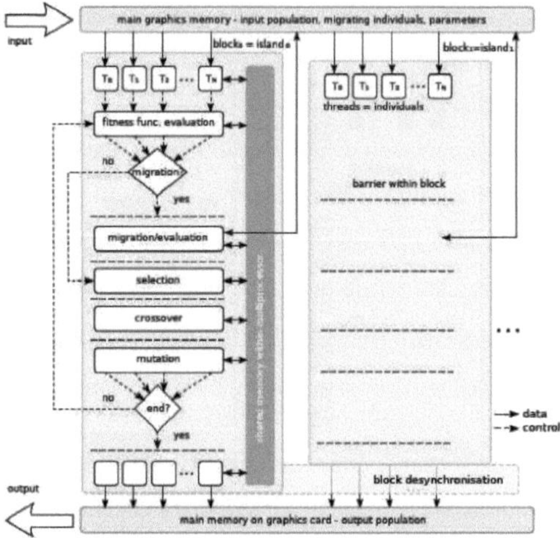

Figura 3.4: Parallize GA em CUDA

No artigo [29] foi publicado um número pseudo-aleatório sem estado baseado num gerador de função hash. O gerador é três vezes mais rápido do que a função C rand padrão e mais de 10 vezes mais rápido do que o gerador CUDA. O esquema de migração baseia-se na topologia em anel unidirecional em que cada ilha envia os seus migrantes para a ilha adjacente com um índice mais elevado e recebe migrantes da ilha com um índice mais baixo.

Frederic Pinel [30] resolve o problema de agendamento de grandes instâncias utilizando o algoritmo genético de células paralelas e o algoritmo paralelo min max na GPU. Conseguiram um aumento de velocidade de 16x no Nvidia Tesla C2050 e capacidade de computação 3.0. O autor provou que é possível resolver o problema da calendarização na GPGPU.

Solomon et al. [31] portaram um algoritmo metaheurístico chamado Particle Swarm Optimization (PSO) para a GPU e aplicaram-no ao problema de mapeamento de tarefas independentes. Eles relataram um aumento de velocidade de 37 vezes em relação à versão sequencial. No entanto, as soluções encontradas pelo seu algoritmo são piores do que as obtidas com heurísticas mais simples, para instâncias de problemas com 200 tarefas a partir de 40 máquinas.

Van Luong et al. [32] investigaram a forma como os algoritmos de pesquisa local multiobjectivo podem ser transferidos para a GPU para o problema de programação de lojas de fluxo. O seu objetivo é a aceleração, e relataram uma melhoria de até 16 vezes nos diferentes algoritmos de pesquisa local.

3.4 Encerramento

Até agora conhecemos brevemente o Algoritmo Genético Paralelo, as vantagens do PGA, a aplicação do PGA e as várias estratégias de paralelização do PGA. Na literatura, analisamos como o AG pode ser paralelizado na GPGPU, as vantagens e limitações das estratégias de PGA na GPGPU, quais são os problemas que podem ser levados em consideração na implementação do PGA.

Capítulo 4

Implementação

4.1 Formulação do problema

De um modo geral, o problema da escala de serviço dos enfermeiros é abordado através da atribuição de um conjunto de turnos diferentes a um conjunto de enfermeiros, cada um com diferentes competências e contratos de trabalho, e a um conjunto de períodos de tempo. O PRN está sujeito à satisfação de um conjunto de restrições que são classificadas em restrições rígidas e flexíveis. As restrições rígidas (H1, H2, H3, como indicado abaixo) são as que devem ser satisfeitas, enquanto que as violações das restrições flexíveis (S1, . . . , S20, como indicado abaixo) são permitidas mas devem ser evitadas, se possível. Estas restrições são definidas com base em quatro factores principais, que devem ser considerados durante a construção de uma lista de enfermeiros: as políticas de gestão do hospital, os regulamentos governamentais, a distribuição equitativa dos turnos entre os enfermeiros e as preferências dos enfermeiros. Uma lista de enfermeiros é considerada viável se satisfizer todas as restrições rígidas e a sua qualidade é determinada pela redução da violação das restrições não rígidas. No entanto, é quase impossível encontrar uma escala de serviço que satisfaça todas as restrições não vinculativas. O objetivo básico é encontrar uma lista que satisfaça todas as restrições rígidas e que, ao mesmo tempo, minimize as violações das restrições não rígidas.

A atribuição dos turnos a cada enfermeiro do hospital baseia-se na especificação das funções, tal como formulada pelas restrições transversais (S1,. . . , S6, S9, S20) abaixo indicadas. Esta especificação de funções é escrita como um contrato (ou seja, tempo inteiro, meio tempo) entre um enfermeiro e a administração do hospital. A lista de enfermeiros é avaliada através de uma função objetivo

que soma a penalização das violações de restrições suaves numa lista viável (ver 4.1).

$$min f(x) = \sum_{i=1}^{i=k} \sum_{s=1}^{s=n} c_s . g_s(x) \quad (4.1)$$

s= *índice de restrição suave*

n= *número de restrições suaves*

i= *índice de enfermeiros*

k= *número de enfermeiros*

c_s= *Ponderação da penalização por violação das restrições suaves*

$g_s(x)$ = *número total de violações da restrição suave s na lista de soluções x*

As notações e as formulações deste problema são apresentadas em [8]. A função objetivo é a minimização de uma soma ponderada das restrições não vinculativas. Cada trabalhador pode ter um conjunto único de restrições (e prioridades) para o seu horário (padrão de trabalho). Este facto aumenta consideravelmente a flexibilidade do modelo, mas também a sua complexidade.

Restrições

Os dois tipos mais comuns de condicionalismos nas escalas de serviço dos enfermeiros são os condicionalismos rígidos e os condicionalismos flexíveis. O objetivo de cada escala de serviço é garantir que todas as restrições rígidas foram resolvidas e cumprir o máximo possível as restrições não rígidas.

Utilizar o modelo de problema **ANROM** (Advanced Nurse Rostering Model) para a implementação do AG e selecionar instâncias padrão do BCV como conjunto de dados disponível em

http://www.cs.nott.ac.uk/ tec/NRP/

Seguem-se as restrições rígidas e as restrições flexíveis (ver quadro 4.1) a ter em conta na aplicação.

Restrições rígidas:

- **HC1-Um** enfermeiro não pode iniciar mais do que um turno por dia.

- **HC2 - O** número de enfermeiros afectados deve corresponder à procura exacta

- **HC3-Um** enfermeiro deve corresponder às competências necessárias para os turnos em que trabalha.

No	Constraints	BCV 1.8.1
SC1	Complete weekends	20
SC2	Minimum consecutive Free days	5
SC3	Maximum consecutive Free days	1
SC4	A maximum number of Shifts in planning period	5
SC5	No night shift before free weekends	10
SC6	Maximum shift type in week	5
SC7	Minimum time between two shifts	10
SC8	Avoiding certain shift successions	6
SC9	Maximum consecutive working days	5
SC10	Maximum working weekends	1
SC11	Maximum hours worked per nurse	1
SC12	Number consecutive shifts in planning period	10
SC13	Two free days after series of night shift	0
SC14	Maximum shift type in planning period	10
SC15	Minimum working days	1
SC16	Same shift type for weekend	5
SC17	Requested day-off and Day-on	180
SC18	Bank holidays	1
SC19	Alternative skill	1
SC20	Maximum Shift Day Of Week	1

Tabela 4.1: Peso da penalização das instâncias do BCV 1.8.1

4.2 Implementação do Algoritmo Genético Sequencial para o PRN

4.2.1 Porquê o Algoritmo Genético?

No entanto, decidi concentrar-me principalmente numa classe de algoritmos conhecida como algoritmos genéticos. A sua utilização é popular no domínio da definição de horários e escalas de serviço, tendo sido utilizados com sucesso no passado. Também achei a sua flexibilidade e funcionamento intrigantes e quis explorá-los mais neste projeto.

Ao contrário de outros métodos de otimização heurística que, na maioria dos casos, se baseiam nas ideias de pesquisa local, os algoritmos genéticos mantêm uma população de soluções. Utilizando os operadores de mutação e cruzamento, são criados novos descendentes (soluções) a partir da população atual. As populações são trocadas de acordo com o modelo de população selecionado até que o critério final especificado seja cumprido.

A população de soluções obriga o algoritmo genético a ser mais complexo do ponto de vista computacional, quando comparado com outros métodos heurísticos. Por outro lado, uma população de soluções também confere ao algoritmo genético uma maior robustez, o que acaba por ser uma vantagem, especialmente quando se lida com problemas em que a função de aptidão contém muitos óptimos locais.

4.2.2 Algoritmo genético proposto para o PRN e fluxograma

Algoritmo GA Colocação de Enfermeiros em Ordem

Etapa 1: Codificação das soluções e inicialização da primeira população

Etapa 2: Avaliação da aptidão da população

Etapa 3: Enquanto os critérios de paragem não forem cumpridos

i) Seleção de indivíduos para combinar Crossover entre pais para formar novas soluções.

ii) Mutação

iii) Avaliar a aptidão física dos indivíduos recém-criados.

Terminar enquanto.

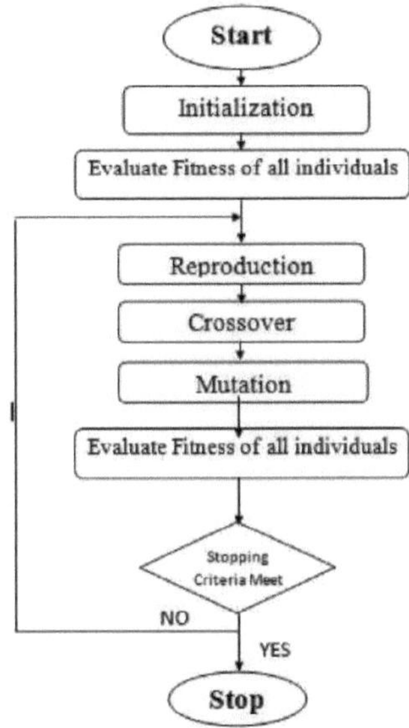

Figura 4.1: Fluxograma do Algoritmo Genético

4.2.3 Aproximação da solução utilizando o Algoritmo Genético

1. **Codificação Individual:**

Um indivíduo e uma população no AG para a escala de serviço dos enfermeiros são definidos como se mostra na Fig. 4.2. O indivíduo é constituído pela sequência dos números de serviço. A sequência de turnos consiste no período de planeamento, uma vez que, no exemplo prático, um mês inclui trinta dias. Cada população expressa o horário de todos os enfermeiros para o período de planeamento (e.x. um mês). Neste caso, utilizámos o algoritmo genético Real Coded para a codificação. O Algoritmo Genético de Codificação Real (RCGA) possui muitas vantagens em relação ao seu homólogo de codificação binária quando se trata de espaços de pesquisa contínua com grandes dimensões e é necessária uma grande precisão numérica.

No RCGA, cada gene representa uma variável do problema e o tamanho do cromossoma é mantido igual ao comprimento da solução do problema. O RCGA provou ser um algoritmo de otimização global eficaz e poderoso para qualquer problema de otimização combinatória, especialmente para os problemas com parâmetros de otimização discretos, sem função objeto diferenciável e/ou descontínua. No entanto, o RCGA continua a ser afetado pelo requisito de diversidade da população e pelo cálculo frequente da aptidão, podendo tornar-se muito moroso [1].

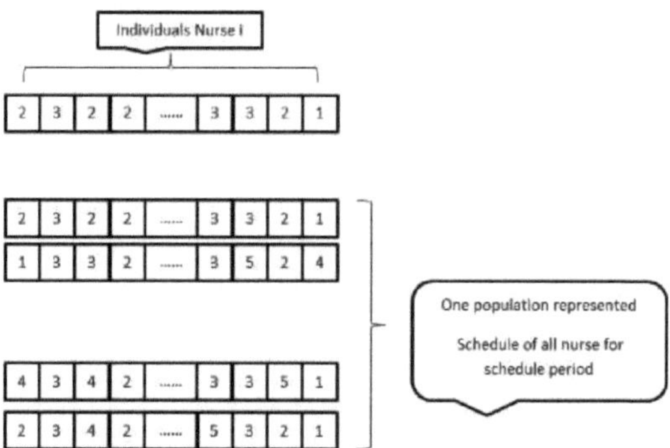

Figura 4.2: Codificação do horário do enfermeiro

2. **Avaliação da aptidão física:**

A função de aptidão é utilizada para determinar se este indivíduo está apto a sobreviver e a reproduzir descendentes na geração seguinte. A taxa de geração de descendentes é exponencial para os indivíduos com o melhor valor de aptidão e acima da média. A lista de enfermeiros é avaliada através de uma função objetiva que adiciona a penalização das violações das restrições não estritas (ver 4.2) numa lista viável. A função objetivo do PRN é definida na secção de formulação do problema (secção 4.1).

3. **Reprodução:**

A reprodução é um processo em que os indivíduos são copiados para a população da geração seguinte com base nos valores da sua função objetivo. Os indivíduos com valores mais elevados da função objetivo têm uma maior probabilidade de contribuir com uma ou mais crias na geração seguinte.

Seleção por Roleta: O operador de reprodução mais utilizado é o operador de reprodução porcionante, em que uma cadeia é selecionada para o grupo de acasalamento com uma probabilidade proporcional à sua aptidão. Assim, a *i-ésima* cadeia da população é selecionada com uma probabilidade proporcional a Fi. Uma vez que o tamanho da população é normalmente mantido fixo num AG simples, a soma da probabilidade de cada cadeia ser selecionada para os grupos de acasalamento tem de ser um. Por conseguinte, a probabilidade de selecionar a
é

$$pi = \frac{Fi}{\sum_{i=1}^{n} fi} \qquad (4.2)$$

onde n é o tamanho da população. Uma forma de implementar este esquema de seleção é imaginar uma roda de roleta com a circunferência marcada para cada cadeia proporcional à aptidão da cadeia. A roleta é girada n vezes, cada vez selecionando uma instância da cadeia escolhida pelo ponteiro da roleta. Uma vez que a circunferência da roda é marcada de acordo com a aptidão de uma cadeia, espera-se que este mecanismo da roleta produza *cinco* cópias da *i-ésima* cadeia no grupo de acasalamento. A aptidão média da população é calculada como

$$\bar{f} = \sum_{i=1}^{n} fi. \qquad (4.3)$$

4. **Cruzamento:**

Os operadores gerais de crossover recombinam probabilisticamente partes de boas soluções para obter novas soluções. A ideia subjacente é que estas partes contribuíram para a aptidão dos indivíduos progenitores e que a recombinação destas partes boas pode conduzir a soluções melhores. Estas partes são recolhidas aleatoriamente, sem qualquer garantia ou indicação sobre a sua qualidade. O processo evolutivo elimina as más combinações e preserva as boas combinações. Neste estudo, utilizámos o operador de cruzamento de dois pontos de alcance fixo proposto. Em primeiro lugar, divide-se o cromossoma em duas metades iguais, toma-se aleatoriamente o primeiro ponto (CP1) da primeira metade e para o segundo ponto (CP2=CP1+tamanho do meio cromossoma) adiciona-se o tamanho do meio cromossoma no primeiro ponto (CP1), finalmente troca-se o elemento entre os dois pontos (CP1 & CP2).

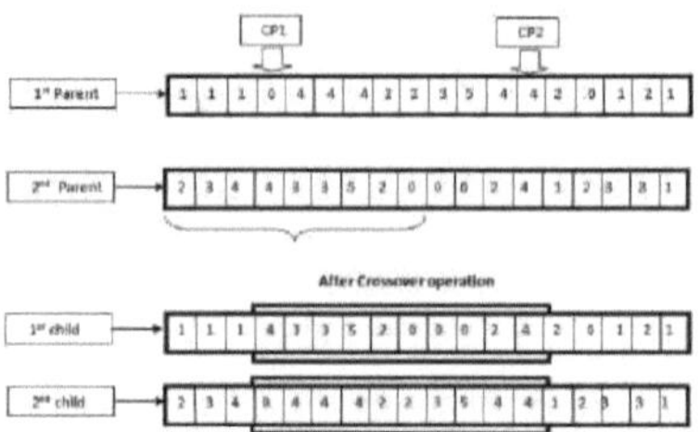

Figura 4.3: Operador de cruzamento de gama fixa de dois pontos proposto

5. **Mutação:**

A mutação é um operador genético utilizado para manter a diversidade genética de uma geração de uma população de cromossomas de um algoritmo genético para a seguinte. É análogo à mutação biológica. A mutação altera um ou mais valores de genes num cromossoma em relação ao seu estado inicial. Na mutação, a solução pode mudar completamente em relação à solução anterior. Assim, o GA pode chegar a uma solução melhor utilizando a mutação. Neste caso, utilizámos a mutação baseada nas competências, que se processa em três passos: 1) Selecionar um enfermeiro aleatoriamente; 2) Se o enfermeiro selecionado for chefe, silenciar o turno do chefe; 3) Se o enfermeiro selecionado não for chefe, silenciar os outros turnos (ver Figura 4.4).

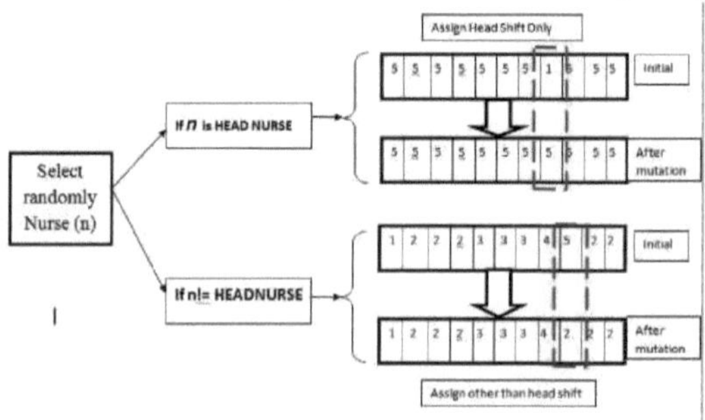

Figura 4.4: Operador de cruzamento de gama fixa de dois pontos proposto

4.3 Implementação do Algoritmo Genético Paralelo para NRP

Existem dois métodos principais de paralelismo. O primeiro é o paralelismo de dados, em que a mesma instrução é executada em vários dados em simultâneo. O segundo é o paralelismo de controlo, que envolve a execução de várias instruções em simultâneo [35].

O paralelismo de dados é sequencial por natureza, uma vez que apenas a manipulação de dados é paralisada, enquanto o algoritmo será executado como uma instrução sequencial num determinado período de tempo. Assim, a maior parte dos algoritmos genéticos paralelos eram baseados no paralelismo de dados.

Os AG podem ser paralelizados de acordo com os seguintes factores[34]:

- Como avaliar a aptidão e como aplicar os operadores genéticos
- A função de aptidão é complexa e consome muito tempo?
- Trata-se de uma única população ou de várias subpopulações?
- No caso de múltiplas subpopulações, como é que os indivíduos serão trocados

Como aplicar a seleção (local/global)

4.3.1 Porquê o modelo mestre-escravo?

No nosso algoritmo sequencial, a avaliação da aptidão demora 97% do tempo total da avaliação e estamos a utilizar uma única população. De acordo com a literatura, o modelo mestre-escravo é adequado quando a avaliação da aptidão consome mais tempo e a população é única.

4.3.2 Algoritmo genético paralelo proposto

Inicialização da população
para todos os indivíduos **fazem em paralelo**
avaliar a aptidão de todos os indivíduos
fim paralelo para
Embora não seja condição de terminação do
reprodução
crossover

mutação
para todos os indivíduos **fazem em paralelo**
avaliar a aptidão de todos os indivíduos
fim paralelo para
fim enquanto

4.3.3 Mapeamento do PGA para CUDA

4.3.2.1 Passos do Algoritmo Genético Paralelo em CUDA: No PGA, todos os passos são iguais aos do GA sequencial, exceto a avaliação da aptidão. Na avaliação da aptidão, a população divide-se entre blocos CUDA e threads CUDA (escravos). As threads de cada bloco avaliam a aptidão em paralelo e finalmente sincronizam todos os blocos após a conclusão de cada thread.

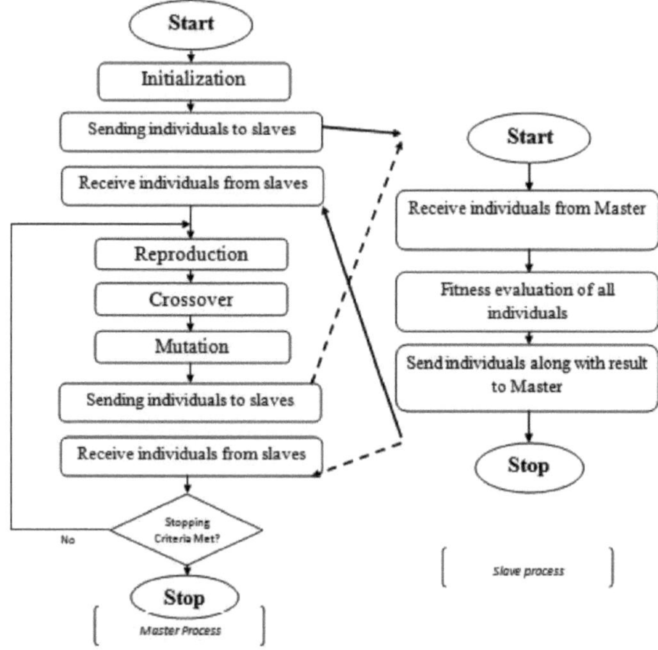

Figura 4.5: Fluxograma da PGA (modelo mestre-escravo)

4.3.2.1 CUDA Especifica: A implementação de um algoritmo em CUDA requer que sejam tomadas algumas medidas especiais para não transformar a vantagem obtida pelo processamento paralelo numa desvantagem. Esta secção menciona os pontos-chave da programação CUDA, juntamente com as soluções propostas por este estudo. Os pormenores de implementação específicos do CUDA são explicados em três secções, nomeadamente: threads, instruções condicionais e gestão da memória.

1) Threads CUDA: A CUDA lida com a estrutura de threads através de uma ordem hierárquica. Até um máximo de 512 threads formam um bloco e uma grelha de blocos constitui um kernel. Esta estrutura é ilustrada na Figura 4.6. O ponto chave nesta hierarquia é que as threads num único bloco podem comunicar através de uma cache local rápida que é chamada de memória partilhada. A comunicação entre os blocos é mantida através da memória principal, que é muito mais lenta do que a memória partilhada.

A necessidade de aceder à memória principal para a comunicação bloco a bloco conduz a um princípio de conceção segundo o qual as threads que serão executadas em blocos diferentes devem ser concebidas de modo a serem totalmente independentes umas das outras.

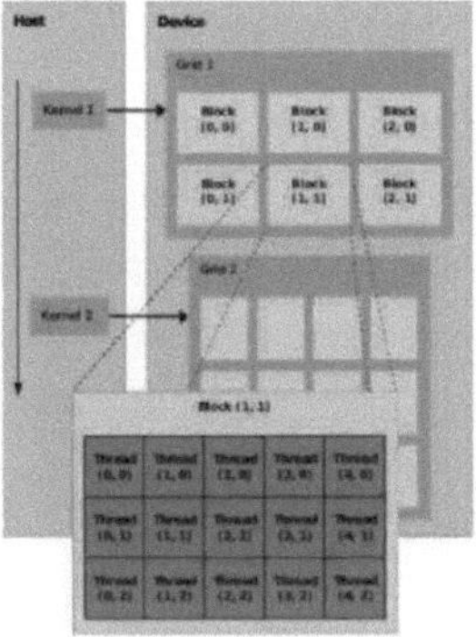

Figura 4.6: A relação entre threads, blocos de threads e grelhas em CUDA

Para controlar a hierarquia descrita, o CUDA apresenta três variáveis ao utilizador:

- blockDim: um vetor 3D que descreve o número de threads de cada bloco
- blockIdx: um vetor 2D que contém a posição de um bloco na grelha
- threadIdx: um vetor 3D que descreve a posição de um thread no bloco

Estas três variáveis são utilizadas na ordem indicada para permitir que o programador aceda às threads que são mantidas numa estrutura semelhante a uma matriz.

ii) Gestão da memória: Tal como referido na secção relativa às threads CUDA, o acesso à memória principal é uma operação dispendiosa para as aplicações CUDA. É necessário ter um cuidado especial ao desenvolver uma aplicação CUDA, considerando a gestão da memória. A diferença de latência entre a memória partilhada e a memória principal exige que os dados frequentemente utilizados estejam na memória partilhada. No entanto, a CUDA também fornece algumas estruturas de cache para acelerar o acesso à memória global.

Capítulo 5

Análise de resultados

Este capítulo apresenta os resultados do estudo obtidos através da execução de dois algoritmos diferentes, nomeadamente o Algoritmo Genético Sequencial e o PGA. O capítulo está organizado da seguinte forma: A secção 5.1 descreve a configuração de hardware e software em que os testes foram executados. A secção 5.2 apresenta os resultados obtidos pelo AG sequencial e compara-os com a literatura. A secção 5.3 compara o PGA e o GA sequencial com a ajuda de diferentes parâmetros. A secção 5.4 apresenta mais pormenores sobre os resultados do PGA na GPU, realçando os efeitos dos parâmetros. A secção 5.5 apresenta pormenores sobre os resultados do AG em série, realçando os efeitos do parâmetro do algoritmo genético.

5.1 Ambiente de teste

Os testes seguintes são efectuados num sistema com a seguinte configuração

- Processador Intel i5 com uma frequência de relógio de 3,19 GHz
- 4 GB DE RAM
- Placa gráfica NVIDIA GetForce GTX 680, GetForce GTX 480, Telsa C 2075.
- Sistema operativo: Windows XP e Ubuntu 10.04

Microsoft Visual Studio 2010

1.1.1 Definição dos parâmetros

Ambos os algoritmos são testados utilizando os conjuntos de dados de referência padrão do BCV que estão disponíveis em http://www.cs.nott.ac.uk/ tec/NRP/. Após testes intensivos, foram adoptados os seguintes parâmetros do AG:

- Número de habitantes = 300
- Número de iterações = 130000
- Tipo de reprodução = Roleta

- Tipo de cruzamento = cruzamento de dois pontos de alcance fixo com probabilidade de 0,9
- Tipo de Mutação = Mutação Híbrida com 0,5 de probabilidade

5.2 Comparação do Algoritmo Genético Sequencial com as técnicas da literatura.

BCV 1.8.1 Instância

Os dados do problema contêm 8 enfermeiros (1 enfermeiro-chefe, 5 enfermeiros gerais, 2 estudantes de enfermagem) e cinco turnos definidos na tabela 5.1 com o tempo e as competências necessárias. A lista final para a instância BCV 1.8.1, obtida pelo algoritmo genético, é apresentada na figura 5.1 e o cálculo da aptidão é apresentado no quadro 5.2. Os resultados do algoritmo genético proposto são comparados com os da literatura, que utiliza os mesmos dados, na tabela 5.3.

Shift ID	Name	Time	Skill
V	Morning	6:30 to 14:30	Any
D	Day	8:00 to 16:36	Any
N	Night	21:30 to 7:00	Any
L	Late	14:00 to 22:00	Any
H	Head Shift	8:00 to 16:36	Head Nurse

Quadro 5.1: Mudanças no BCV 1.8.1

DECEBER-D

4	5	6	7	8	9	10	11	12	13	14	15	16	17	18	19	20	21	22	23	24	25	26	27	28	29	30	31
M	T	W	T	F	S	S	M	T	W	T	F	S	S	M	T	W	T	F	S	S	M	T	W	T	F	S	S
H	H	H	H	H	H	H	H		H	H	H	H	H	H	H	H	H		H	H	H	H	H	H		H	H
V	V	V	D	D				D	D					L	L		D		D	D	V	V	V	N	N	N	N
	D	D					D	N	N	N				V	V	D		L	L	L		D	D	V	V	L	L
N	N	N	N		L	L	L	H		D					D	L	L	H				N	N		H	V	V
L	L			N	N	N	N			V	V	V	V	D				V	V	V		L	L		D	D	D
D		L	L	L				L	L	L	L	D	D	N	N	N		D	N	N	N			L	L		
			V	V	D	D		V	V		N	N	N			V	V				D						
					V	V	V				D	L	L				N	N			L			D			

Figura 5.1: Instância do RosterforBCV 1.8.1 usando Serial GA

No	Constraints (S)	Violation g_s	Penalty (c_s)	Fitness $g_s.(c_s)$
SC1	Complete weekends	1	20	20
SC2	Minimum consecutive Free days	0	5	0
SC3	Maximum consecutive Free days	0	1	0
SC4	A maximum number of Shifts in planning period	2	5	10
SC5	No night shift before free weekends	1	10	10
SC6	Maximum shift type in week	0	5	0
SC7	Minimum time between two shifts	0	10	0
SC8	Avoiding certain shift successions	0	6	0
SC9	Maximum consecutive working days	0	5	0
SC10	Maximum working weekends	14	1	14
SC11	Maximum hours worked per nurse	128	1	128
SC12	Number consecutive shifts in planning period	2	10	20
SC13	Two free days after series of night shift	18	0	0
SC14	Maximum shift type in planning period	1	10	10
SC15	Minimum working days	5	1	5
SC16	Same shift type for weekend	0	5	0
SC17	Requested day-off and Day-on	0	180	0
SC18	Bank holidays	5	1	5
SC19	Alternative skill	15	1	15
SC20	Max Shift Day Of Week	2	1	2
			$\min f(x) = \sum_{i=1}^{i=8} \sum_{s=1}^{s=20} c_s.g_s(x)$	**239**

Tabela 5.2: Cálculo da aptidão para a lista de instâncias do BCV 1.8.1

Instances	Best Found in Literature	Shift Sequence	Memetic Algorithm	Scatter Search	Bee Colony Optimization	**Genetic Algorithm**
B.C.V 1.8.1	252	323	275	263	261	**239**

Tabela 5.3: Comparação de resultados do AG em série com o algoritmo da literatura.

O Algoritmo Genético foi comparado com os algoritmos que já tinham sido avaliados com os mesmos dados. Os algoritmos apresentados na literatura com resultados publicados nos conjuntos de dados incluem o algoritmo memético, a abordagem de sequência de deslocação, a pesquisa por dispersão e o algoritmo de otimização de colónias de abelhas[12-14]. Os resultados obtidos são apresentados na Tabela 5.3. Os números indicados a negrito representam resultados que são iguais ao melhor resultado encontrado. Os resultados de todos os algoritmos são retirados da fonte [14]. Para a instância B.C.V. 1.8.1 com soluções óptimas conhecidas, o algoritmo genético produziu listas com os valores da função objetivo iguais e inferiores ao valor ótimo. O resultado do algoritmo genético bate todas as abordagens de algoritmos que utilizam os mesmos dados.

5.3 Comparação entre o Algoritmo Genético Paralelo e o Sequencial Algoritmo genético

5.3.1 Comparação do tempo de execução

O primeiro teste de comparação entre o PGA e o GA sequencial mede o tempo de execução dos dois algoritmos para um número de amostra (100000) de gerações para a instância BCV 1.8.1 (Tabela 5.4). Os resultados do teste em são apresentados na Figura 5.2.

Instance	B.C.V 1.8.1
GA Running Time (sec)	12338
PGA Running Time (sec)	5228

Tabela 5.4: Comparação do tempo de execução

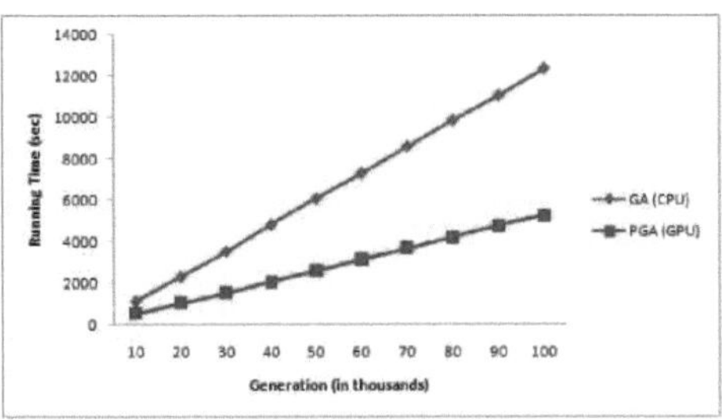

Figura 5.2: Comparação do tempo de execução da CPU e da GPU

O PGA pode ser facilmente deduzido do tempo de execução para o número de gerações da amostra. A implementação do PGA na GPU é muito mais rápida do que a implementação sequencial do GA.

5.3.2 Comparação do tempo de convergência

Para a comparação do tempo de convergência, medimos o tempo de convergência do PGA e do GA sequencial para a instância BCV 1.8.1 (Tabela 5.5). Os resultados do teste são apresentados na Figura 5.3. Para testar o tempo de convergência, os programas são executados para um número relativamente grande de gerações (125000) onde a melhor solução é encontrada.

Instance	B.C.V 1.8.1
GA(CPU) Convergence Time (sec)	15962
PGA(GPU) Convergence Time (sec)	6250

Tabela 5.5: Comparação do tempo de convergência

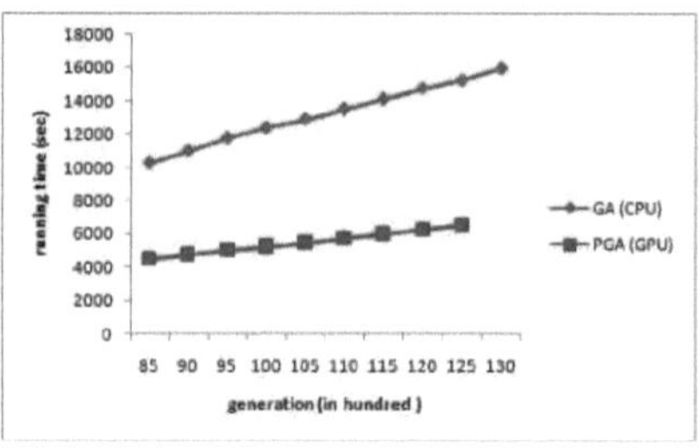

Figura 5.3: Comparação do tempo de convergência do GA e do PGA

A implementação da GPU continua a ser mais rápida em relação à implementação da CPU, mas a proporção de aumento de velocidade entre as duas implementações parece ser superior à comparação do tempo de execução.

5.3.3 Comparação da velocidade

Terceiro teste para comparar a aceleração do tempo de execução e a aceleração do tempo de convergência entre o AG sequencial e o AG sequencial. Os resultados do speed up são apresentados na Figura 5.4. Estes resultados são obtidos diretamente através da divisão dos resultados dos tempos de execução e de convergência da implementação em CPU pelos respectivos resultados da implementação em GPU (Tabela 5.6).

Instance	B.C.V 1.8.1
Convergence Time Speedup	2.55
Running Time Speedup	2.35

Tabela 5.6: Comparação da velocidade

O PGA alcançou um tempo de execução satisfatório de 2,35x e uma velocidade de convergência de 2,55x em relação ao GA sequencial.

5.3.4 Comparação do número de gerações

O quarto teste de comparação entre o PGA e o AG sequencial mede o número de gerações necessárias para a convergência do AG (Tabela 5.4). Os resultados do teste são apresentados na Figura 5.4. Os resultados são obtidos juntamente com o teste do tempo de convergência e indicam o número de gerações em que o resultado ótimo é encontrado. Os resultados do teste são apresentados na Figura 5.4.

	Generations
No. of Generation for PGA	125000
No. of Generation for GA	130000

Tabela 5.7: Comparação de gerações

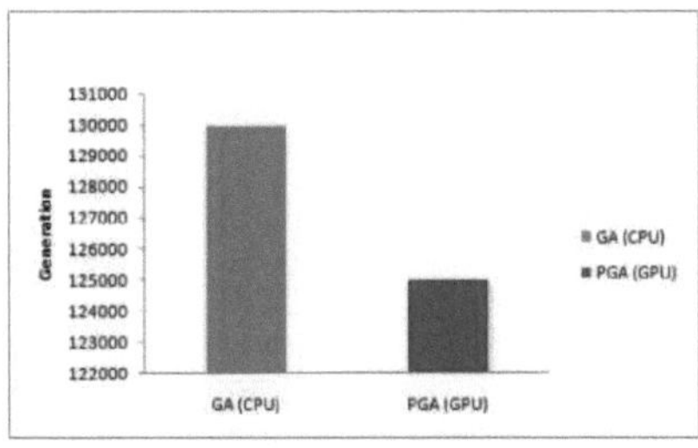

Figura 5.4: Comparação de gerações

A GPU obteve um resultado ótimo numa geração mínima com um aumento de velocidade de 2,55x. O GA sequencial necessitou de mais 5000 gerações para obter o resultado ótimo.

5.3.5 Comparação do valor de fitness

Quinto teste para a comparação do valor de aptidão entre o PGA e o GA. A Figura 5.5 representa a lista final da instância BCV 1.8.1 obtida pelo PGA. O cálculo da aptidão e os resultados do teste são apresentados na Tabela 5.8 e na Tabela 5.9, respetivamente.

O PGA dá melhores resultados do que o GA, com uma maior rapidez e requer um menor número de gerações do que o GA.

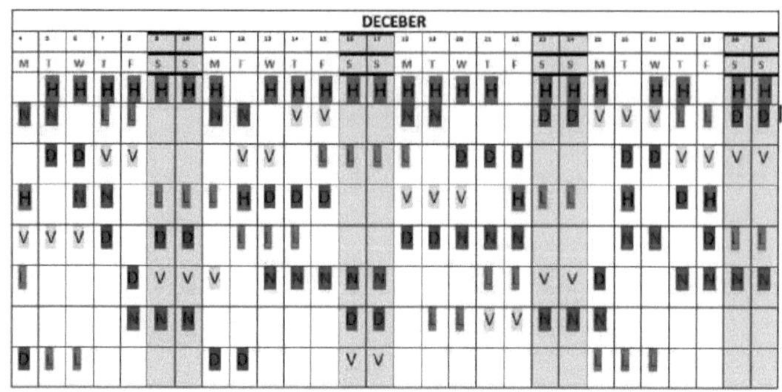

Figura 5.5: Lista para BCV 1.8.1 utilizando PGA

No	Constraints (S)	Violation g_s	Penalty (c_s)	Fitness $g_s.(c_s)$
SC1	Complete weekends	1	20	20
SC2	Minimum consecutive Free days	0	5	0
SC3	Maximum consecutive Free days	0	1	0
SC4	A maximum number of Shifts in planning period	2	5	10
SC5	No night shift before free weekends	1	10	10
SC6	Maximum shift type in week	0	5	0
SC7	Minimum time between two shifts	0	10	0
SC8	Avoiding certain shift successions	0	6	0
SC9	Maximum consecutive working days	0	5	0
SC10	Maximum working weekends	15	1	15
SC11	Maximum hours worked per nurse	128	1	128
SC12	Number consecutive shifts in planning period	2	10	20
SC13	Two free days after series of night shift	18	0	0
SC14	Maximum shift type in planning period	1	10	10
SC15	Minimum working days	1	1	1
SC16	Same shift type for weekend	0	5	0
SC17	Requested day-off and Day-on	0	180	0
SC18	Bank holidays	5	1	5
SC19	Alternative skill	15	1	14
SC20	Max Shift Day Of Week	4	1	4
			$\min f(x) = \sum_{i=1}^{i=8} \sum_{s=1}^{s=20} c_s.g_s(x)$	**237**

Tabela 5.8: Cálculo da aptidão para a lista de instâncias do BCV 1.8.1

	Fitness value
Genetic algorithm	239
Parallel Genetic algorithm	237

Tabela 5.9: Comparação do valor de aptidão

5.3.6 Comparação de violações de restrições

A Tabela 5.10 representa o número de violações de restrições que são obtidas por PGA, GA sequencial e a melhor solução conhecida na literatura. O PGA satisfez o máximo de restrições do que o GA sequencial e a literatura.

No	Constraints (S)	Violation in Literature	Violation By Proposed GA	Violation By Proposed PGA
SC1	Complete weekends	1	1	1
SC2	Minimum consecutive Free days	0	0	0
SC3	Maximum consecutive Free days	0	0	0
SC4	A maximum number of Shifts in planning period	2	2	2
SC5	No night shift before free weekends	1	1	1
SC6	Maximum shift type in week	0	0	0
SC7	Minimum time between two shifts	0	0	0
SC8	Avoiding certain shift successions	1	0	0
SC9	Maximum consecutive working days	0	0	0
SC10	Maximum working weekends	15	14	15
SC11	Maximum hours worked per nurse	174	128	128
SC12	Number consecutive shifts in planning period	1	2	2
SC13	Two free days after series of night shift	18	18	18
SC14	Maximum shift type in planning period	1	1	1
SC15	Minimum working days	0	5	1
SC16	Same shift type for weekend	0	0	0
SC17	Requested day-off and Day-on	0	0	0
SC18	Bank holidays	5	5	5
SC19	Alternative skill	16	15	15
SC20	Max Shift Day Of Week	6	2	4
	Total count	241	194	**193**

Tabela 5.10: Comparação da contagem de violações de restrições

5.4 Teste do Algoritmo Genético Paralelo com diferentes parâmetros ter

A terceira parte dos testes inclui apenas a implementação do PGA. Estes testes têm como objetivo investigar melhor o comportamento do PGA na GPU com a ajuda de diferentes parâmetros.

5.4.1 Efeitos da utilização de threads

A utilização de threads é um dos principais problemas na programação da GPU. Para obter a máxima eficiência da GPU e executar programas no menor tempo possível, foi utilizado o maior número possível de threads para a execução dos programas. Os limites do número de threads são selecionados de acordo com dois critérios: primeiro, as limitações do hardware e, segundo, os requisitos do algoritmo.

Para testar o efeito de diferentes números, executámos o algoritmo utilizando 8, 16, 32, 128, 256 e 512 threads para a geração 5000 (Tabela 5.11). Os resultados do teste são apresentados na Figura 5.6.

No of Threads	**8**	16	32	128	256	512
GPU Time (Sec)	**254.35**	273.47	304.70	306.12	304.01	307.87

Tabela 5.11: Efeito em diferentes números de fios

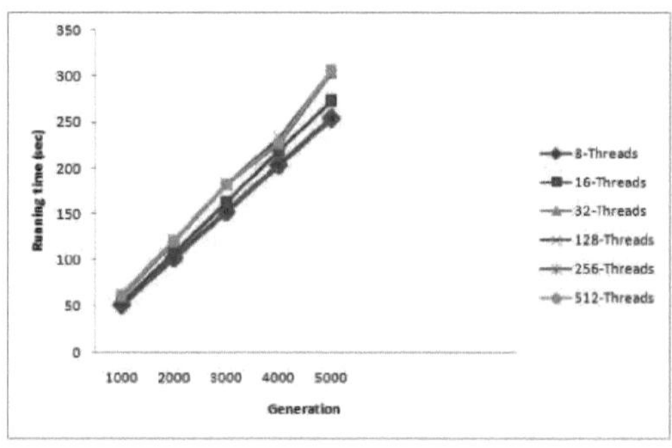

Figura 5.6: Efeito em diferentes números de threads

Como esperado, a utilização de mais threads tem um efeito direto no tempo de execução do programa. Mas na nossa implementação o número mínimo de threads dá melhores resultados.

5.4.2 Efeito em diferentes placas gráficas GPU

A placa gráfica GPGPU é um dos principais problemas na programação GPGPU. Para obter a máxima eficiência da GPU, é necessária uma placa gráfica adequada para obter uma maior velocidade. Para testar, executámos 10000 iterações do algoritmo em três placas gráficas GPU diferentes. Os resultados do teste são apresentados na Tabela 5.12. O resultado do teste prova que a NVIDIA Getforce GTX-680 obteve o melhor resultado do que as outras.

Name of GPU card	Getforce GTX 680	Telsa C 2075	Getforce GTX 480
GPU Time (Sec)	519.91	553.98	798.22

Tabela 5.12: Efeito em diferentes GPU Placa gráfica

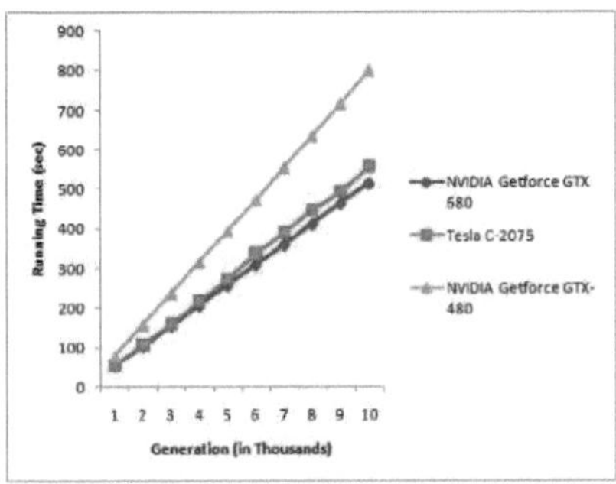

Figura 5.7: Efeito em diferentes placas gráficas GPU

5.5 Teste do algoritmo genético sequencial com diferentes parâmetros eter

A quarta parte dos testes inclui apenas a implementação do AG Sequencial. Estes testes têm como objetivo investigar melhor o comportamento do AG com a ajuda de diferentes parâmetros.

5.5.1 Efeitos de diferentes tipos de crossover

No primeiro teste, comparamos os diferentes tipos de cruzamento com o nosso operador de cruzamento proposto. Para efeitos de teste, comparamos o nosso crossover de dois pontos e intervalo fixo com o crossover de um ponto, o crossover de dois pontos, o crossover uniforme e o crossover de vários pontos (Tabela 5.13). Executámos o algoritmo no mínimo cinco vezes com cada crossover (130000 iterações) e o valor médio é apresentado na tabela 5.13. Os resultados do teste mostram que o crossover proposto de dois pontos e gama fixa venceu todos os tipos de crossover e obteve melhores resultados.

Types of Crossover	Average Fitness Value
One point crossover	265
Two point crossover	267
Multi-point crossover	254
Uniform crossover	272
Proposed two point-fix range crossover	**245**

Tabela 5.13: Comparação do cruzamento proposto com diferentes cruzamentos

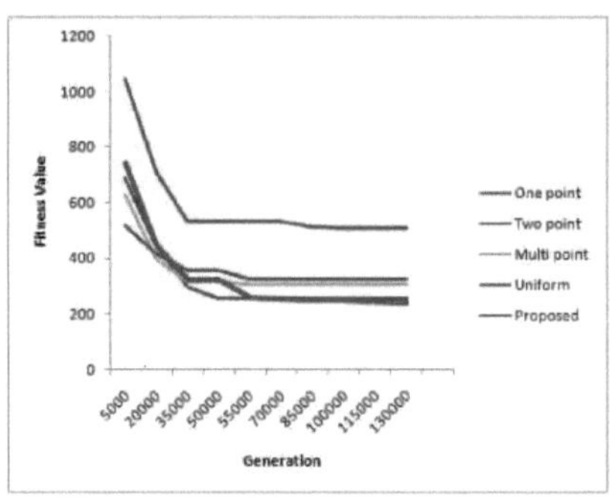

Figura 5.8: Efeito de diferentes tipos de crossover

5.5.2 Efeitos de diferentes tipos de mutação

No segundo teste, comparamos os diferentes tipos de mutação com o tipo de mutação proposto. Para efeitos de teste, comparamos a nossa mutação híbrida com a mutação de um único bit (Figura 5.9). Executámos o algoritmo no mínimo cinco vezes com ambas as mutações (130000 iterações) e o valor médio é apresentado na tabela 5.14. Os resultados do teste mostram que a mutação proposta obteve melhores resultados do que a mutação de um bit.

Types of Mutation	Average fitness
One bit mutation	267
Proposed Hybrid mutation	245

Tabela 5.14: Comparação da mutação proposta com diferentes tipos de mutação

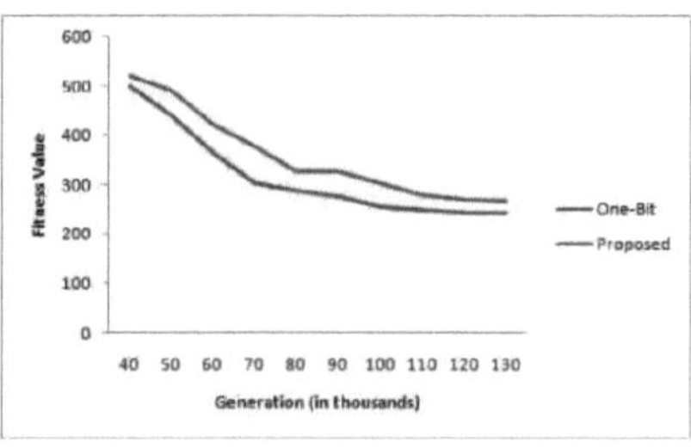

Figura 5.9: Efeito de diferentes operadores de mutação

Capítulo 6

Resumo e trabalho futuro

O problema da escala de enfermeiros é um problema complexo que surge nas actividades diárias e no sistema de cuidados de saúde dos hospitais modernos. O Problema de Escalonamento de Enfermeiros é uma subclasse dos problemas de escalonamento de pessoal, pertence a um problema de otimização discreta e a maioria das suas instâncias são NP-difíceis.

O algoritmo genético proposto resolve o problema de escalonamento de enfermeiros e obtém melhores resultados do que os algoritmos que já tinham sido avaliados com os mesmos dados (instâncias BCV). O algoritmo genético sequencial obteve melhores resultados com uma população grande, mas uma população automaticamente grande torna o processo do algoritmo genético mais lento. O AG sequencial dá o melhor resultado com 300 populações e 130000 iterações, o que requer mais de 15962 segundos. O GA sequencial é difícil de resolver com problemas de diversidade, tamanho da população e curso de dimensionalidade. Implementámos o GA paralelo na GPU para eliminar estes tipos de problemas que afectam o desempenho do GA sequencial. O operador de cruzamento e mutação proposto é benéfico para este problema de PNR.

A PGA na GPU dá melhores resultados do que a GA sequencial em menos tempo e consegue um melhor speedup. Também estamos a avaliar o desempenho da PGA na GPU com a ajuda de diferentes parâmetros, em que a NVIDIA Getforce GTX-680 dá a velocidade máxima com 8 threads por bloco. O PGA proposto na GPU alcançou uma velocidade de convergência satisfatória de 2,55x e uma velocidade de tempo de execução de 2,35x em relação ao GA sequencial. Para investigação futura, podemos resolver as restantes instâncias de BCV utilizando PGA em GPU.

Bibliografia

[1] Dr. G. Panda , "Genetic Algorithm and its Variants : Teoria e aplicação", *Departamento de Engenharia Eletrónica e de Comunicações. NIT ROURKELA.*

[2] B. Cheang a, H. Li b, A. Lim c, B. Rodrigues , "Nurse rostering problems - a bibliographic survey", *European Journal of Operational Research* 151, Elsevier-2004.

[3] Uwe Aickelina, Kathryn Dowsland, "An indirect Genetic Algorithm for a nurse-scheduling problem",Computers Operations Research 31,761- 778,Elsevier-2008.

[4] Makoto Ohki, Hideaki Kinjo, "Nurse Scheduling by Using Cooperative GA with Efficient Mutation and Mountain-Climbing Operators", *Springer* -2010.

[5] Gareth R. Beddoe, Sanja Petrovic, "Selecting and weighting features using a genetic algorithm in a case-based reasoning approach to personnel rostering", *European Journal of Operational Research 175* (2006).

[6] Nadia Souai, Jacques Teghem, "Genetic algorithm based approach for the integrated airline crew-pairing and rostering problem", *European Journal of Operational Research 199*, pp.674-683 (2009)

[7] Rema Abobaker, Masri Ayob, Mohammed Hadwan, "Greedy Constructive Heuristic and Local Search Algorithm for Solving Nurse Rostering Problems", *IEEE 3rd Conference on Data Mining and Optimization (DMO)* 2011.

[8] Mohammed Awadallah, Ahamad Khader, "Hybrid Harmony Search for Nurse Rostering Problems", *IEEE* -2013.

[9] S. Kundu, M. Mahato, B. Mahanty e S. Acharyy, "Comparative Performance of Simulated Annealing and Genetic Algorithm in Solving Nurse Scheduling Problem", *Proceedings of the International MultiConference of Engineers and Computer Scientists Vol I*, pp.19-21 March-2008.

[10] Mohammed Awadallah, Aham Khader, "Nurse Scheduling Using Harmony Search", *Sexta Conferência Internacional sobre Computação Bio-Inspirada: Teorias e Aplicações IEEE* 2011.

[11] Razamin Ramli et. al., "Innovative Neighbor Generations In Tabu Search Technique for A Nurse Rostering Problem", *International Conference on Information and Electronics Engineering* 2011.

[12] E. K. Burke, "Memetic Algorithms for Nurse Rostering", *Applied intelligence 15*, pp.199-214. Springer 2001.

[13] E. K. Burke, Timothy Curtois, "A Scatter Search Approach to the Nurse Rostering

Problem", *IEEE* 2012.

[14] Nikola Todorovic e Sanja Petrovic , "Bee Colony Optimization Algorithm for Nurse Rostering ", *IEEE transaction on system,man and cybernetics, VOL. 43*, NO. 2, MARÇO 2013.

[15] Erick Cantu-Paz, "A Survey of Parallel Genetic Algorithms", *Department of Computer Science and Illinois, Genetic Algorithms Laboratory, University of Illinois at Urbana-Champaign.*

[16] A.T. Ernst, H. Jiang, M. Krishnamoorthy , "Staff scheduling and rostering: A review of applications, methods and models", *European Journal of Operational Research 153*, Elsevier-2008.

[17] MengtaoJi, "A Scheduling Optimization Problem applied to Nurses using Genetic algorithm Algorithm", *Tese de Mestrado submetida à ST Francis Xavier University Antigonish, Nova Scotia* a 30 de março de 2012.

[18] A. J. Umbarkar et, al. , "GAs on GPGPU: Parallelism Review", *Primeira Conferência Nacional sobre Algoritmos e Sistemas Inteligentes*, 03-04 de fevereiro de 2012.

[19] Mohamed Wahib e Asim Munawar, "Otimização de Algoritmos Genéticos Paralelos para GPUs nVidia", *IEEE* 2011.

[20] Pavel Krlomer, Jan Platoas et. al., "A Comparison of Many-threaded Differential Evolution and Genetic Algorithms on CUDA", *IEEE* 2011.

[21] Masashi Oiso et. al., "Accelerating Steady-State Genetic Algorithms based on CUDA Architecture", *IEEE-2011.*

[22] Mihai Calin et. al. , "Solving NP complete Problem on CUDA architecture using Genetic Algorithm ", *IEEE* 2012.

[23] Pavel Krlomer, Jan Platoas et. al., "Genetic Algorithm for Clustering Accelerated by the CUDA Platform", *IEEE International Conference on Systems, Man, and Cybernetics* 2012.

[24] Yongzhen Ke, Yuhao Li, Dandan Li, "Image Matching using Genetic Algorithm on GPU", *IEEE-2011.*

[25] Ramnik Arora, Rupesh Tulshyan, Kalyanmoy Deb, "Paralelização de Algoritmos Genéticos Binários e Real-Codificados em GPU usando CUDA", *IEEE* 2010.

[26] Noriyuki Fujimoto, Shigeyoshi Tsutsui /'Parallelizing a Genetic Operator for GPUs", *Congresso IEEE sobre Computação Evolutiva-2013.*

[27] Petr Pospichal , "GPU-based Acceleration of the Genetic Algorithm", *Springer* 2012.

[28] Petr Pospichal, Jiri Jaros e Josef Schwarz, "Parallel Genetic Algorithm on the CUDA Architecture", *Verlag Berlin Heidelberg Springer-2010.*

[29] Noriyuki Fujimoto, Shigeyoshi Tsutsui /'Parallelizing a Genetic Operator for GPUs", *Congresso IEEE de Computação Evolutiva-2013.*

[30] F Pinel et al., "Solving very large instances of the scheduling of independent tasks problem on the GPU", *J. ParallelDistrib. Comput.*-2012.

[31] S. Solomon, P. Thulasiraman, R. Thulasiram, "Collaborative multi-swarm PSO for task matching using graphics processing units", *Actas da 13.ª Conferência Anual sobre Computação Genética e Evolutiva, GECCO'11* -2011, pp. 1563-1570.

[32] Van Luong, N. Melab, E.-G. Talbi, "A case study: the flowshop scheduling problem, in: P Merz, J.-K. Hao (Eds.), Evolutionary Computation in Combinatorial Optimization", *Lecture Notes in Computer Science, vol. 6622, Springer Berlin, Heidelberg* -2011, pp. 155-166. Mahesh Nanjundappa

[33] Mahesh Nanjundappa, "Accelerating Hardware Simulation on Multi-cores", *tese de mestrado apresentada ao corpo docente do Instituto Politécnico e da Universidade Estadual da Virgínia-2010.*

[34] Nourah Al-Angari, Abdullatif ALAbdullatif, "Multiprocessor Scheduling Using Parallel Genetic Algorithm", *Departamento de Informática, Faculdade de Ciências da Informação Informática, Universidade Rei Saud* 2010.

[35] Zdenek Konfrst, "Parallel Genetic Algorithms: Advances, Computing Trends, Applications and Perspectives", *18th International Parallel and Distributed Processing,* -2004.

Capítulo 7

K. E. Society's
Instituto de Tecnologia Rajarambapu, Rajaramnagar.
Um instituto autónomo
SINOPSE DO M. Tech. DISSERTAÇÃO

1. **Nome do programa :** M.Tech. Ciência e Engenharia Informática
2. **Nome do estudante :** Sr. Bhandare Nilesh Dilip
3. **Data de registo:** agosto de 2013
4. **Nome do guia** : Prof. S. U. Mane
5. **Detalhes dos patrocinadores :** Nulo
6. **Título proposto** :

Abordagem de Algoritmo Genético Paralelo para resolver o Problema de Enfileiramento de Enfermeiras em GPGPU.

7. **Sinopse do trabalho de dissertação**

7.1 Relevância

A escala de serviço dos enfermeiros é uma tarefa que consiste em criar um horário para os enfermeiros de um determinado hospital. Todos os hospitais enfrentam o problema da escala de serviço dos enfermeiros todos os dias. A sua solução é uma lista de enfermeiros, que é um plano de trabalho semanal para todos os enfermeiros disponíveis, obtido através da correspondência entre enfermeiros e categorias de turnos. O PRN pertence à classe dos problemas de programação de pessoal e tem como objetivo fornecer um horário ótimo com base nas horas de trabalho dos enfermeiros, nas suas preferências pessoais e nos regulamentos do hospital. A maioria das suas variantes são NP-difíceis e representam um campo interessante de investigação e desenvolvimento. Osogami e Imai (2000) provam que o problema da escala de serviço dos enfermeiros é NP-difícil. De facto, provam que o problema da marcação de horários, que é NP-completo, pode ser transformado numa versão de decisão do problema da escala de serviço dos enfermeiros com apenas um subconjunto das restrições do mundo real que se lhe aplicam.

Atualmente, este processo é normalmente realizado manualmente por pessoal médico altamente qualificado. Exige tempo e envolvimento do pessoal, uma vez que se trata de uma tarefa bastante complexa. A principal razão para isso é o facto de os hospitais estarem operacionais 24 horas por dia, 7 dias por semana. Os PNR representam um desafio para as comunidades de Investigação Operacional e de Inteligência Artificial. A Programação por Restrições é frequentemente utilizada para modelar as restrições impostas pela política de trabalho do hospital, bem como os regulamentos legais.

Existem muitas vantagens em desenvolver um algoritmo eficiente para o processo de criação de listas de enfermeiros. Uma delas é a obtenção de um horário ótimo num período de tempo mais curto. Outra é o facto de a escala ser feita pelo computador, pelo que o pessoal envolvido na sua criação fica disponível para realizar tarefas médicas, o que melhora a qualidade geral dos cuidados de saúde. No entanto, uma desvantagem desta lista de enfermeiros é o facto de ser estática e não poder lidar com o ambiente dinâmico do hospital, onde os enfermeiros podem tirar dias de folga num curto espaço de tempo, ou pode haver uma necessidade súbita e inesperada de um maior número de enfermeiros disponíveis.

Restrições:

- **Restrições rígidas:** As restrições rígidas representam os requisitos que devem ser cumpridos para que a lista possa ser utilizada. As restrições rígidas descrevem geralmente uma combinação de requisitos legais e hospitalares impostos à lista [6].
- **Restrições suaves:** As restrições não vinculativas são concebidas para aumentar a qualidade efectiva da lista. Porque é necessário não só uma lista utilizável, mas também uma força de trabalho satisfeita para satisfazer as exigências de cuidados de elevada qualidade. Os condicionalismos não vinculativos podem ser muito diversos. Os condicionalismos não vinculativos mais comuns são os pedidos de dias livres, as preferências de tipo de turno ou os pedidos de blocos de tempo livre mais longos entre turnos [6].

Visão geral do método de resolução NRP:

- **Programação matemática:** Os primeiros métodos apresentados foram baseados na programação matemática, a partir do início dos anos 70. Estes métodos fornecem frequentemente uma

  garantem a obtenção do ótimo absoluto, mas não parecem ter um bom desempenho em situações reais, uma vez que os espaços de pesquisa dos PRN reais são muito grandes [10].

- **Programação por objectivos:** É utilizada como uma melhoria das abordagens matemáticas, uma vez que estas muitas vezes só conseguem otimizar um único objetivo [6].
- **Programação com restrições:** A programação por restrições é uma ferramenta poderosa para encontrar soluções viáveis para os problemas de escalas de serviço. Esta técnica é particularmente útil quando o problema é altamente limitado e/ou quando qualquer solução viável é suficiente, mesmo que não seja óptima. No entanto, é menos provável que esta técnica produza boas soluções para problemas em que o principal desafio é encontrar uma solução óptima ou quase óptima de entre um vasto número de soluções viáveis [10].
- **Métodos heurísticos:** No caso dos problemas combinatórios, a otimização exacta requer geralmente grandes tempos de cálculo para produzir soluções óptimas. Em contrapartida, as abordagens heurísticas podem produzir resultados satisfatórios em tempos razoavelmente curtos. Nos últimos anos, os algoritmos baseados em populações, incluindo TS, GA e SA, provaram ser muito eficientes na obtenção de soluções quase óptimas para uma variedade de problemas combinatórios difíceis, incluindo o PRN [10].

Algoritmo Genético Paralelo:

Os algoritmos genéticos surgiram no final da década de 1960 (Holland, 1975), como algoritmos de pesquisa heurística adaptativa que imitavam as ideias evolutivas da seleção natural, com o objetivo da sobrevivência do mais apto. Nos últimos anos, os algoritmos genéticos surgiram como uma ferramenta útil para a solução heurística de problemas complexos de otimização discreta. Em particular, tem havido um interesse considerável na sua utilização na resolução de problemas que surgem nos domínios da programação de horários e da fixação de horários.

Embora os AG sejam muito eficazes na resolução de muitos problemas práticos, o seu tempo de execução pode tornar-se um fator limitativo para alguns problemas de grande dimensão, uma vez que é necessário avaliar muitas soluções candidatas. Felizmente, as avaliações de aptidão que consomem mais tempo podem ser efectuadas independentemente para cada indivíduo da população, utilizando vários tipos de paralelização, como o modelo mestre-escravo, o modelo de grão fino, o modelo de ilha, etc. [8]. O desempenho do PGA em relação a outras técnicas heurísticas é calculado com base em parâmetros como o número de iterações, a dimensão da população, o tempo de computação, a eficácia, a qualidade da lista, a eficiência, a exaustividade, a utilização da CPU, a utilização da memória e a taxa de convergência, etc.

7.2 Teorias e práticas actuais

8. Cheang, H. Li b, A. Lim B. Rodrigues [1] fizeram uma revisão do Nurse Rostering Problem,

definiram o NRP com vários tipos de problemas e também definiram abordagens de solução para o NRP como Programação Matemática, Inteligência Artificial, Heurísticas com vantagens e limitações.

Makoto Ohki, Hideaki Kinjo [2] propuseram uma técnica de planeamento de enfermeiros utilizando a CGA. Eles propuseram uma técnica que ajusta os pesos das penalidades dependendo do progresso da otimização. Esta técnica é implementada com a mutação dependendo da velocidade de otimização.

X. Cai a , K.N. Li [3] formulou o problema como um modelo de otimização multicritério, em que o objetivo primário é minimizar o custo total da afetação de pessoal para satisfazer as necessidades de mão de obra ao longo do tempo, o objetivo secundário é procurar uma solução com o excedente máximo de pessoal entre as soluções com quase o mesmo nível de custo de afetação. O AG proposto difere dos AGs tradicionais nos seguintes componentes: (1) efectua a seleção dos pais utilizando um esquema de classificação que considera sucessivamente os três critérios, (2) utiliza um operador de cruzamento multiponto baseado na distância de Hamming entre horários e (3) adopta uma heurística para resolver o problema da inviabilidade criado pelas operações de cruzamento.

MJ Treurnicht, TE Lane Visser [4] tentam resolver o problema da escala de serviço dos enfermeiros utilizando o algoritmo genético. Neste documento, são formulados dois problemas relacionados com a escala de serviço dos enfermeiros num hospital público distrital em África. O primeiro problema diz respeito à programação do mês em que os enfermeiros estão de serviço noturno. O outro problema diz respeito à programação do dia em que o enfermeiro está a trabalhar no turno da noite ou no turno do dia durante o mês. As limitações deste trabalho são

o autor não teve em conta condicionalismos como férias, horas extraordinárias, etc.

Uwe Aickelina, Kathryn A. Dowslandb [5] propuseram um algoritmo genético indireto para a resolução do problema da escala de serviço dos enfermeiros, na medida em que ultrapassam as limitações do paradigma clássico dos algoritmos genéticos no tratamento do conflito entre objectivos e restrições. A abordagem aqui adoptada consiste em utilizar uma codificação indireta baseada em permutações dos enfermeiros e um descodificador heurístico que constrói horários a partir dessas permutações.

Em [6], o autor apresentou dois exemplos de problemas de escalas de serviço de enfermeiros. A primeira representa um problema da vida real de um hospital checo (Okresnt'y nemocnice Kyjov) e a segunda representa um subconjunto de um problema de um hospital belga comummente investigado, designado por Advanced Nurse Rostering Model ou, abreviadamente, ANROM. A limitação deste trabalho é o facto de não terem sido considerados os condicionalismos de natureza subjectiva.

Petr Pospichal, Jiri Jaros e Josef Schwarz [7] mapeiam o algoritmo genético paralelo baseado em ilhas com migrações unidireccionais em anel para o modelo de software CUDA da nVidia. Os resultados mostram claramente que as GPUs têm um potencial de aceleração dos AGs e permitem resolver tarefas muito complexas. Os resultados também mostram que a implementação GPU proposta do AG pode fornecer melhores resultados num tempo mais curto ou produzir melhores resultados em igual tempo.

Erick Cantu-Paz [8] descreve alguns dos problemas mais significativos na modelação e conceção de AGs paralelos multipopulacionais e apresenta alguns avanços recentes.

Petr Pospichal e Jiri Jaros [9] mostram que as GPU provaram as suas capacidades de aceleração de algoritmos genéticos. Não só foram alcançados aumentos de velocidade impressionantes, como também foram encontradas soluções de alta qualidade. Para a análise, utilizaram GPU nVidia com suporte de ShaderModel 4.0 e plataforma Linux/Windows.

A. J. Umbarkar et. al. [12] faz uma revisão sobre a forma como vários autores, investigadores e cientistas aplicaram GA/PGA em GPGPU (unidades de processamento gráfico de uso geral) com paralelismo.

Mihai Calin et. al. [13] Propuseram um algoritmo genético em CUDA para resolver um problema NP completo. Eles implementaram o modelo de ilha na GPGPU com 128 ilhas, obtendo um resultado b em 15 ms, enquanto o algoritmo sequencial exigia 1008 ms.

7.3 Trabalho proposto

Os serviços de saúde constituem um desafio para os sistemas automáticos de escalas de serviço. Enquanto noutras áreas podemos aceitar listas de qualidade inferior, as exigências em termos de qualidade das listas de enfermeiros são intransigentes. Os hospitais simplesmente não podem permitir-se ter enfermeiros stressados, cansados ou com excesso de trabalho e, como é óbvio, quanto mais satisfeitos estiverem os enfermeiros, melhores serão os cuidados de saúde.

- Objectivos

(a) Proporcionar uma distribuição óptima dos enfermeiros.

(b) Implementar o Algoritmo Genético Paralelo na GPGPU.

(c) Para reduzir o tempo de resposta em comparação com o algoritmo sequencial.

(d) Comparar os resultados da técnica proposta com outras técnicas paralelas, tendo em conta os parâmetros de desempenho.

- Âmbito do projeto:

A escala de serviço dos enfermeiros é particularmente difícil devido às diferentes necessidades de pessoal em dias e turnos diferentes. Ao contrário de muitas outras organizações, as instituições de saúde trabalham 24 horas por dia. Até há pouco tempo, a maior parte dos problemas de planeamento de pessoal nos hospitais eram resolvidos manualmente. A programação manual costumava ser uma tarefa muito morosa. Os planeadores não dispunham de uma ferramenta automática para testar a qualidade de um horário construído.

A importância de uma abordagem sistemática para criar bons horários é muito elevada, especialmente nos cuidados de saúde, onde é inaceitável não apoiar plenamente as necessidades de cuidados dos doentes e as necessidades do pessoal. As abordagens propostas têm um potencial significativo para melhorar o processo de elaboração de horários e a qualidade desses horários. As abordagens heurísticas podem facilmente produzir um certo número de soluções, podem informar sobre a qualidade dos horários, podem tentar dividir o trabalho uniformemente entre o pessoal. Uma das maiores vantagens da automatização do processo de elaboração dos horários dos enfermeiros é a poupança de tempo considerável para o pessoal administrativo envolvido.

O trabalho proposto está planeado nas seguintes fases

Fase I- Revisão da literatura sobre Algoritmo Genético Paralelo no Problema de Colocação de Enfermeiros:-

- Nesta fase, revemos os conceitos básicos do Problema de Colocação de Enfermeiros, do Algoritmo Genético e das várias estratégias de paralelização do AG. Para esta revisão da literatura, iremos consultar a IEEE Computer Society, a IEEE Transaction, a Springer e algumas revistas da Elsevier.

- Nesta revisão da literatura, faremos uma pesquisa sobre o Problema de Recrutamento de Enfermeiros (PRN), encontrando variações nas definições do problema e nas técnicas utilizadas para o resolver.

Fase II- Formulação do problema de escalonamento de enfermeiros e sua técnica

- Identificará vários objectivos e restrições e formulará a definição do problema para o PNR.
- Irá identificar o conjunto de dados para o problema da afetação dos enfermeiros.
- Análise do Algoritmo Genético Sequencial.

Fase III- Implementação de Algoritmo Genético Paralelo para NRP usando GPGPU em CUDA :-

- Estudo do Algoritmo Genético Paralelo e seu funcionamento.
- Estudo da computação GPGPU .
- Implemento de PGA com GPGPU.
- Análise dos resultados.

Fase IV - Análise do desempenho :-

- Iremos quantificar a eficácia da Lista de Enfermagem.
- Comparação do desempenho do trabalho proposto com trabalhos anteriores.
- Comparação do desempenho da técnica proposta com outras técnicas paralelas.

8. Instalações disponíveis

O Instituto de Tecnologia Rajarambapu, Rajaramnagar, dispõe das seguintes instalações para a realização de trabalhos de dissertação.

- Linguagem de programação: CUDA C/C++.
- Hardware : Placa GPGPU compatível com CUDA.
- Assinatura : IEEE, Springer.

9. Data prevista para a conclusão dos trabalhos: - maio de 2014

10. Despesas aproximadas :- Nulo

Data:

Local: Rajaramnagar

Sr. BhandareNilesh Dilip

Estudante

Prof. S. U. Mane Prof. A. C. Adamuthe Prof. S. S. Patil

Guia Diretor do programa Chefe de Departamento

Ciências da Computação e Engenharia Departamento de Ciências da Computação e Engenharia Departamento de Ciências da Computação e Engenharia Dept.

R.I.T. Rajaramnagar R.I.T. Rajaramnagar R.I.T. Rajaramnagar

Bibliografia

[1] B. Cheang a, H. Li b, A. Lim c, B. Rodrigues , "Nurse rostering problems - a bibliographic survey", European Journal of Operational Research 151, Elsevier-2004.

[2] Makoto Ohki, Hideaki Kinjo, "PenaltyWeight Adjustment in Cooperative GA for Nurse Scheduling", Springer-2010.

[3] X. Cai a, K.N. Li, "A genetic algorithm for scheduling staff of mixed skills under multi-criteria", European Journal of Operational Research 151, Elsevier-2004.

[4] MJ Treurnicht ,TE Lane Visser, "A Nurse Rostering Algorithm for District Hospital in South Africa", ORSSA Proceedings 2012.

[5] Uwe Aickelina, Kathryn A. Dowsland, "An indirect Genetic Algorithm for a nursescheduling problem",Computers Operations Research 31,761-778,Elsevier-2008.

[6] Brno, "Master Thesis-Nurse rostering", Faculdade de Informática da Universidade Masaryk - 2009.

[7] Petr Pospichal, Jiri Jaros e Josef Schwarz, "Parallel Genetic Algorithm on the CUDA Architecture", Verlag Berlin Heidelberg Springer-2010.

[8] Erick Cantu-Paz, "A Survey of Parallel Genetic Algorithms", Department of Computer Science and Illinois, Genetic Algorithms Laboratory, University of Illinois at Urbana-Champaign.

[9] Petr Pospichal, Jiri Jaros, "GPU-based Acceleration of the Genetic Algorithm", IEEE-2010.

[10] A.T. Ernst, H. Jiang, M. Krishnamoorthy , "Staff scheduling and rostering: A review of applications, methods and models", European Journal of Operational Research 153, Elsevier-2008.

[11] MengtaoJi, "A Scheduling Optimization Problem applied to Nurses using Genetic algorithm Algorithm "Master-Thesis submitted to ST. Francis Xavier University Antigonish, Nova Scotia, 30 de março de 2012.

[12] A. J. Umbarkar et, al. , "GAs on GPGPU: Parallelism Review", Primeira Conferência Nacional sobre Algoritmos e Sistemas Inteligentes, 03-04 de fevereiro de 2012.

[13] Mihai Calin et. al. , "Solving NP complete Problem on CUDA architecture using Genetic Algorithm ", IEEE 2012.

AGRADECIMENTOS

Com um profundo sentimento de gratidão, desejo exprimir os meus sinceros agradecimentos ao meu estimado orientador, **Prof. S. U. Mane**, pela sua orientação especializada e pelo seu constante encorajamento ao longo de todo o meu trabalho na realização deste projeto, desde a sua fase inicial até à sua conclusão. A sua supervisão e orientação revelaram-se as mais valiosas para ultrapassar todos os obstáculos na realização deste projeto de trabalho.

S. S. Patil, Chefe de Departamento, e ao **Prof. A. C. Adamuthe** (Chefe de Programa), e também estou grato aos meus professores por nos encorajarem constantemente. Gostaria também de agradecer ao pessoal do laboratório e ao pessoal administrativo deste departamento pela sua ajuda atempada.

Agradeço sinceramente à **Sra. S. S. Kulkarni, Diretora Principal**, por me ter apoiado na realização deste trabalho e estou-lhe muito grato. Por último, mas não menos importante, **a Sra. Swati Bhandare**, a minha mãe, apoiou-me constantemente neste trabalho em todos os aspectos.

Por último, gostaria de agradecer a todos aqueles cujo apoio direto e indireto nos ajudou a concluir esta fase do projeto a tempo.

RIT Rajaramnagar — Sr. Nilesh Dilip Bhandare

junho de 2014 — (1230012)

VITAE

Nome do estudante:- Sr. Nilesh Dilip Bhandare

Nome do local de nascimento:- Satara

Data de nascimento:- 11/08/1989

Endereço do local de nascimento:- 782/3 Shaniwar peth,Opp. Jivanjyoyt Hospital, Satara.

Endereço para correspondência:- 782/3 Shaniwar peth,Opp. Hospital Jivanjyoyt, Satara.

Números de telefone dos pais com nome completo:- Sra. Swati Dilip Bhandare
Número de telefone:-9096142430.

Correio eletrónico do estudante:- neel6599@gmail.com

Nome do atual empregador:- Nulo

Endereço do empregador:- Nulo

Pessoa de contacto do empregador
com indicação do endereço eletrónico e do número de telefone:- Nulo

Salário atual:- Nulo

Próximos objectivos:- Concluir a PG dentro do prazo estipulado e contribuir para a investigação na área da Gestão de Projectos.

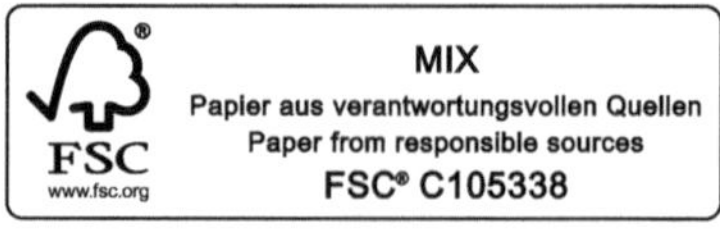

Printed by Books on Demand GmbH, Norderstedt / Germany